Rômulo B. Rodrigues

I0788906

ALIMENTAÇÃO SAUDÁVEL = SAÚDE PERFEITA

O consumo de alimentos adequados proporciona equilíbrio orgânico e psíquico

VOL. IX

1ª EDIÇÃO

São Paulo – 2021

amazonkindle

RODRIGUES, Rômulo B. ALIMENTAÇÃO SAUDÁVEL = SAÚDE PERFEITA VOL. IX / Rômulo B. Rodrigues - Amazon. 2021.

Organização: Rômulo B. Rodrigues Impresso pela Amazon – 2021.

Copyright "©" 2021. Todos os direitos reservados. Proibida a reprodução parcial ou total, por qualquer meio. Lei Nº 9.610 de 19/02/1998 (Lei dos direitos autorais).

2021. Escrito e produzido no Brasil.

1.Nutrição. 2. Saúde. 3. Vida saudável. 4. Qualidade de vida. I. Título.

ISBN

Amazon Serviços de Varejo do Brasil Ltda. CNPJ 15.436.940/0001-03

Av. Juscelino Kubitschek, 2041 – Torre E – 18° andar São Paulo - SP

Dedico este trabalho aos filhos Júlio César e João Víctor.

Agradecimentos

Agradeço à minha mãe adotiva (In Memoriam), que me orientou e me ensinou a ser o que sou e sei hoje.

Prefácio

Os cuidados com a alimentação é um dos principais focos de atenção da população mundial nos tempos atuais.

Com o crescente aumento da quantidade de produtos e alimentos artificializados e, consequentemente, nocivos à saúde, torna-se imprescindível a escolha correta por uma alimentação mais saudável e natural. Visto que, a saúde do corpo e do sistema orgânico é baseada naquilo que é ingerido.

Com a mudança de hábitos alimentares e no estilo de vida, adquire-se mais equilíbrio, uma melhor qualidade de vida e, como consequência, longevidade.

Esta obra é um guia de orientação, no que se refere aos alimentos adequados a serem ingeridos para a manutenção de uma saúde integral e perfeita.

Boa

Leitura.

SUMÁRIO

CAPITULO I
Chás que ajudam a eliminar peso e gordura abdominal

O chá é uma bebida preparada através da infusão de folhas, flores ou raízes de plantas, geralmente preparada com água quente e ajuda a eliminar peso e gordura abdominal.

Esta bebida aromática é mais comumente feita a partir das folhas de Camellia sinensis, um tipo de arbusto perene nativo da Ásia.

Beber chá tem sido associado a muitos benefícios à saúde, incluindo a proteção de células contra danos e a redução do risco de doenças cardíacas.

Alguns estudos descobriram que o chá pode aumentar a perda de peso e ajudar a combater a gordura abdominal.

Eliminar peso e gordura abdominal

Abaixo estão alguns dos melhores chás para aumentar a perda de peso e diminuir a gordura corporal:

1. Chá Verde

O chá verde é um dos tipos mais conhecidos de chá e está associado a muitos benefícios para a saúde.

É também um dos chás mais eficazes para perda de peso. Há evidências substanciais ligando o chá verde a reduções no peso e na gordura corporal.

Em um estudo de 2008 nos Estados Unidos, 60 pessoas obesas seguiram uma dieta padronizada por 12 semanas. Enquanto um grupo bebia o chá, o outro não.

No decorrer do estudo, aqueles que beberam chá verde perderam 3,3 kg a mais do que o outro grupo.

Outro estudo descobriu que pessoas que consumiram o extrato de chá verde por 12 semanas apresentaram reduções significativas no peso corporal, gordura corporal e circunferência da cintura, em comparação com um grupo controle (sem o uso do chá verde).

Isso pode ocorrer porque o extrato de chá verde é especialmente rico em antioxidantes naturais que podem aumentar o metabolismo e aumentar a queima de gordura.

2. Chá Puerh

Também conhecido como chá pu'er ou pu-erh, o chá puerh é um tipo de chá preto chinês que foi fermentado.

Muitas vezes é apreciado depois de uma refeição e tem um aroma de terra que tende a se desenvolver quanto mais tempo é armazenado.

Alguns estudos em animais mostraram que o chá puerh pode baixar o açúcar no sangue e os triglicérides no sangue. E estudos em animais e humanos mostraram que o chá puerh pode ajudar a aumentar a perda de peso.

Em um estudo, 70 homens receberam uma cápsula de extrato de chá puerh. Após três meses, aqueles que tomaram a cápsula de chá puerh perderam aproximadamente 1 kg mais do que o grupo que não tomou.

Outro estudo em ratos teve resultados semelhantes, mostrando que o extrato de chá puerh teve um efeito anti-obesidade e ajudou a suprimir o ganho de peso.

A pesquisa atual é limitada ao extrato de chá puerh. Portanto, mais pesquisas são necessárias para ver se os mesmos efeitos se aplicam a beber como chá.

3. Chá Preto

O chá preto é um tipo de chá que sofreu mais oxidação do que outros tipos, como os chás verde, branco ou oolong.

A oxidação é uma reação química que ocorre quando as folhas de chá são expostas ao ar, resultando em escurecimento que provoca a característica cor escura do chá preto.

Existem muitos tipos diferentes e misturas de chá preto disponíveis, incluindo variedades populares como Earl Grey e café da manhã inglês.

Vários estudos descobriram que o chá preto pode ser eficaz quando se trata de controle de peso.

Um estudo com 111 pessoas descobriu que beber três xícaras de chá preto por dia durante três meses aumentou significativamente a perda de peso e reduziu a circunferência da cintura, em comparação com a ingestão de uma bebida controlada com cafeína.

Alguns teorizam que o potencial de perda de peso do chá preto pode ser porque ele é rico em flavonas, um tipo de pigmento de plantas com propriedades antioxidantes.

Um estudo acompanhou 4.280 pessoas com mais de 14 anos. Descobriu-se que aqueles com uma maior ingestão de flavonas de alimentos e bebidas como o chá preto tinham um índice de massa corporal (IMC) mais baixo do que aqueles com uma menor ingestão de flavona.

No entanto, este estudo analisa apenas a associação entre o IMC e a ingestão de flavona. Mais pesquisas são necessárias para explicar outros fatores que podem estar envolvidos.

4. Chá Oolong

O chá Oolong é um chá tradicional chinês que foi parcialmente oxidado, colocando-o em algum lugar entre o chá verde e o chá preto em termos de oxidação e cor.

É frequentemente descrito como tendo um aroma frutado e perfumado e um sabor único, embora estes possam variar significativamente dependendo do nível de oxidação.

Vários estudos mostraram que o chá oolong pode ajudar a melhorar a perda de peso melhorando a queima de gordura e acelerando o metabolismo.

Em um estudo, 102 pessoas com sobrepeso ou obesas tomaram chá oolong todos os dias durante seis semanas, o que pode ter ajudado a reduzir tanto o peso corporal como a gordura corporal. Os pesquisadores propuseram que o chá fazia isso melhorando o metabolismo da gordura no corpo.

Outro pequeno estudo deu aos homens água ou chá por um período de três dias, medindo suas taxas metabólicas. Em comparação com a água, o chá oolong aumentou o gasto energético em 2,9%, o equivalente a queimar mais 281 calorias por dia, em média.

Embora sejam necessários mais estudos sobre os efeitos do chá oolong, esses achados mostram que o oolong pode ser potencialmente benéfico para a perda de peso.

5. Chá Branco

O chá branco se destaca entre os outros tipos de chá porque é minimamente processado e colhido enquanto a planta do chá ainda é jovem.

O chá branco tem um sabor distinto muito diferente dos outros tipos de chá. Tem um sabor subtil, delicado e ligeiramente doce.

Os benefícios do chá branco são bem estudados e vão desde melhorar a saúde bucal até matar células cancerígenas em alguns estudos de tubo de ensaio.

Embora mais pesquisas sejam necessárias, o chá branco também pode ajudar quando se trata de perder peso e gordura corporal.

Estudos mostram que chá branco e chá verde têm quantidades comparáveis de catequinas, o que pode ajudar a aumentar a perda de peso.

Além disso, um estudo em tubo de ensaio mostrou que o extrato de chá branco aumentou a quebra das células adiposas, evitando a formação de novas células.

No entanto, tenha em mente que este foi um estudo de tubo de ensaio, por isso não está claro como os efeitos do chá branco podem se aplicar aos seres humanos.

Estudos adicionais são necessários para confirmar os potenciais efeitos benéficos do chá branco quando se trata de perda de gordura.

6. Chá de Ervas

Chás de ervas envolvem a infusão de ervas, especiarias e frutas em água quente.

Eles diferem dos chás tradicionais porque normalmente não contêm cafeína e não são feitos das folhas da Camellia sinensis.

As variedades populares de chás de ervas incluem chá de rooibos, chá de gengibre, chá de rosa mosqueta e chá de hibisco.

Embora os ingredientes e formulações de chás de ervas possam variar significativamente, alguns estudos descobriram que os chás de ervas podem ajudar na redução de peso e na perda de gordura.

Em um estudo com animais, pesquisadores deram a ratos obesos um chá de ervas e descobriram que isso reduziu o peso corporal e ajudou a normalizar os níveis hormonais.

O chá Rooibos é um tipo de chá de ervas que pode ser especialmente eficaz quando se trata de queima de gordura.

Um estudo em tubo de ensaio mostrou que o chá de rooibos aumentou o metabolismo da gordura e ajudou a bloquear a formação de células de gordura.

No entanto, mais estudos em humanos são necessários para examinar os efeitos dos chás de ervas, como o rooibos, na perda de peso.

O ponto de partida

Embora muitas pessoas bebam chá apenas por sua qualidade calmante e sabor delicioso, cada xícara também pode trazer muitos benefícios para a saúde.

Substituir bebidas de alto teor calórico, como suco ou refrigerante, por chá pode ajudar a reduzir a ingestão total de calorias e levar à perda de peso.

Alguns estudos em animais e em tubos de ensaio também mostraram que certos tipos de chá podem ajudar a aumentar a perda de peso enquanto bloqueiam a formação de células adiposas. No entanto, estudos em humanos são necessários para investigar isso ainda mais.

Além disso, muitos tipos de chá são especialmente ricos em compostos benéficos como flavonas e catequinas, o que poderia ajudar na perda de peso também.

Juntamente com uma dieta saudável e exercício físico regular, uma ou duas xícaras de chá por dia podem ajudá-lo a aumentar a perda de peso e prevenir a gordura prejudicial da barriga.

Fonte: Health line

CAPITULO II
Chocolate amargo e seus benefícios à saúde

Chocolate amargo

Este alimento é um excelente substituto para o chocolate ao leite – o chocolate com alto teor de açúcar que a maioria das pessoas consome.

Chocolate amargo, no entanto, está cheio com muito mais nutrientes e pode ser positivo para sua saúde.

É uma das melhores fontes que contém antioxidantes no mundo, provenientes da semente do cacau, muitas vezes com maior teor de cacau do que outros chocolates.

De fato, os antioxidantes do cacau podem ajudá-lo a lutar contra doenças cardíacas, alguns tipos de câncer e até mesmo diabetes.

Se você vai fazer a transição para o chocolate amargo, aponte para 70% de cacau e acima.

Aqui estão os principais benefícios para a saúde do chocolate amargo:

Rico em nutrientes:

O chocolate com alto teor de cacau é carregado com nutrientes, incluindo uma fibra solúvel e também rica em ferro, magnésio, cobre, manganês e potássio.

O chocolate escuro também contém uma pequena quantidade de gorduras mono- e poli-insaturadas – gorduras boas – que reduzem os níveis de colesterol e diminuem o risco de doenças cardíacas.

Melhora o fluxo sanguíneo:

Antioxidantes no chocolate escuro estimulam o revestimento das artérias criando um gás, que envia um sinal para as artérias, fazendo com que elas relaxem, facilitando o fluxo de sangue.

Tendo o sangue fluindo suavemente, chega a todas as partes do corpo entregando os nutrientes e oxigênio sem complicações.

Reduz a pressão arterial:

Esses mesmos antioxidantes que ajudam a melhorar o fluxo sanguíneo são os que também diminuem sua resistência e, consequentemente, aliviam a pressão arterial em pequenas quantidades contra as artérias.

Mesmo que isso libere a pressão apenas um pouquinho, com o tempo isso é um grande benefício para o seu coração.

A hipertensão arterial está sempre ligada a doenças cardíacas. Então diminuí-lo pouco a pouco é uma grande ajuda para eliminar os riscos.

Reduz os riscos de doenças cardíacas:
Comer chocolate amargo algumas vezes por semana deve causar uma quantidade muito menor de colesterol nas artérias e devemos ter um risco menor de doença cardíaca a longo prazo.

Há estudos que revelaram que comer chocolate duas ou mais vezes por semana reduziu muito o risco de ter placas calcificadas nas artérias.

Comer chocolate com menos freqüência não teve efeito. Assim, o consumo regular de chocolate amargo pode, de fato, reduzir o risco de doenças cardíacas.

Aumenta o colesterol bom e reduz o colesterol ruim (LDL):
Os compostos do chocolate amargo parecem ser altamente protetores contra a oxidação do colesterol LDL, o colesterol ruim.

Diminui as chances do LDL se oxidar. Quando a LDL se oxida, ela reage aos radicais livres, o que torna a partícula reativa e capaz de danificar outros tecidos.

Promove perda de peso:

Pesquisadores da Universidade de Copenhague descobriram que o chocolate escuro é muito mais recheado, oferecendo mais uma sensação de saciedade do que seu irmão de cor mais clara.

Ou seja, o chocolate amargo diminui o desejo por alimentos doces, salgados e gordurosos.

Portanto, se você se entregar a um pouco de chocolate amargo saudável, não só deve facilitar a manutenção da pequena porção recomendada para uma boa saúde, mas também facilitar a sua dieta em geral.

O chocolate amargo reduz a resistência à insulina:
Em um pequeno estudo italiano, os participantes que comiam chocolate preto uma vez por dia durante 15 dias viram seu potencial de resistência à insulina cair quase pela metade.

Os flavonóides, que são os antioxidantes do chocolate amargo, criam um gás chamado óxido nítrico que ajuda a controlar a sensibilidade à insulina.

Ajuda a função cerebral:
O cacau também pode melhorar significativamente a função cognitiva em pessoas idosas com deficiência mental.

Também melhora a fluência verbal e vários fatores de risco para doenças.

O cacau também contém substâncias estimulantes como a cafeína e a teobromina, o que pode ser uma das principais razões pelas quais o cacau pode melhorar a função cerebral a curto prazo.

Protege contra o sol:

Os flavonóis podem proteger contra os danos causados pelo sol, melhorar o fluxo sanguíneo para a pele e aumentar a densidade e hidratação da pele.

Se você estiver no sol, o chocolate amargo pode reduzir suas possibilidades de queimar o sol ou apenas ajudar a não queimar tanto a sua pele.

E se você pegar o sol queimado, ele pode ajudá-lo a curar mais rápido.

Reduz o estresse:

Se você é um daqueles amantes do chocolate, você conhece essa sensação de felicidade quando coloca na boca um pedaço de chocolate.

Você pode conseguir isso, ingerindo com chocolate amargo, pois ele é melhor para a saúde e tem muito mais benefícios do que o chocolate normal ou de leite.

Há estudos em que as pessoas que comem chocolate amargo apresentam uma quantidade menor de níveis de hormônio do estresse.

A ingestão de chocolate amargo na nossa dieta ajuda a manter mais qualidade de vida.

Fonte: Health Fitness Revolution

CAPITULO III
A tendência da dieta vegana

A dieta vegana é uma tendência mundial e cresce a cada ano.

Esse aumento deve-se a diversos motivos, podendo ser desde necessidades de saúde ou por motivos ambientais.

A prática vegana é o não consumo de alimentos de origem animal, nem mesmo seus derivados; ou seja, não consomem ovos, queijos, etc.

Ela é uma dieta a base de vegetais e frutas

É sempre importante que seu médico ou nutricionista seja consultado antes de iniciar essa dieta, pois cada indivíduo necessita de uma quantidade de cada nutriente e com isso ela varia de pessoa a pessoa.

Em linhas mais extremas, o veganismo inclui o não consumo de roupas e utensílios confeccionados em couro.

A dieta vegana pode ser aderida por inúmeros motivos que variam desde preocupação com o meio ambiente, não consumo de animais ou mesmo emagrecimento.

O que é o veganismo?

Se você está cansado de suas mesmas resoluções antigas para perder peso e ir à academia, pode mudar as coisas e experimentar o veganismo.

Veganismo é um movimento para comer uma dieta vegana, a base de vegetais e frutas.

Uma dieta vegana elimina todos os produtos de origem animal, incluindo carne, peixe, laticínios e ovos.

Alguns veganos também não comem mel, enquanto outros eliminam alimentos como o açúcar de mesa.

As motivações para se tornar vegano variam da saúde à proteção dos animais e do meio ambiente

De acordo com a Veganuary.com, uma organização sem fins lucrativos sediada no Reino Unido que inspira as pessoas a experimentarem veganismo por um mês, temos:

- 38% das pessoas experimentam o veganismo por motivos de saúde;
- 37% para proteção / preservação animal;
- 18% por motivos ambientais;
- 7% por outros motivos (informações validadas no site dia 23/07/2020).

Algumas pessoas são veganas o ano todo, é claro.

Mas, seguir uma dieta vegana requer planejamento e, às vezes, pode ser difícil encontrar opções veganas em restaurantes ou reuniões sociais.

Como começar a comer de maneira vegana:

O visual do "prato saudável" é um bom guia para você preparar seus almoços e jantares:

faça metade dos legumes do prato, um quarto dos grãos integrais e um quarto da proteína do prato.

No café da manhã, procure fibras, proteínas e gorduras saudáveis, como aveia com manteiga de amendoim e frutas.

Todas as frutas e legumes, feijões, legumes e grãos integrais são veganos.

Pode ser difícil obter proteína suficiente em uma dieta vegana, já que carne, queijo, ovos e iogurte estão proibidos.

Mas é completamente possível.

Armazene grãos integrais como quinoa, cevada e bagas de trigo, que não contêm apenas muita fibra, mas também mais proteína que o arroz integral.

Macarrão de trigo integral também possui proteínas, mas experimente o grão de bico, a lentilha e o feijão preto por quase o dobro da proteína do macarrão comum.

O feijão enlatado, incluindo feijão preto, grão de bico, feijão branco e feijão, também é uma fonte fácil de proteína.

Outras proteínas veganas incluem edamame (soja), tofu (feito de soja), tempeh (feito de soja fermentada), seitan (glúten de trigo), nozes e sementes e manteigas de nozes e sementes.

Se for difícil conseguir proteína suficiente, considere comprar um pó de proteína vegana para misturar em aveia ou smoothies.

Sementes de chia, linhaça e sementes de cânhamo também contêm proteínas, ao mesmo tempo em que fornecem ácidos graxos ômega-3 saudáveis.

Podemos usar muitas substituições para aderir a dieta vegana

Como começar a substituir sua comida por opções veganas?

Substitua alguns desses produtos animais comuns por alimentos veganos:

Em vez de manteiga, use:

- Azeite ou óleo de abacate (para cozinhar);

- Manteiga amanteigada feita de óleo (para torradas ou assar);

- Óleo de coco.

Em vez de ovos, use:

- Ovo de linho (feito de linhaça e água);

- Tofu (no lugar de ovos mexidos).

Em vez de queijo, use:

- Levedura nutricional (geralmente polvilhada com pipoca);

- Castanha de caju.

Em vez de leite de vaca, use:

- Leites à base de plantas, como aveia, amêndoa, caju, coco ou soja.

Fonte: EatingWell

CAPITULO IV
Benefícios do pólen de abelha

O pólen de abelha é considerado um dos alimentos mais completos da natureza devido ao seu perfil nutricional abrangente e equilibrado. É uma proteína completa, rica em vitaminas, minerais, enzimas, aminoácidos e anti-oxidantes, e é considerada um construtor do sistema imunológico que também aumenta a vitalidade.

O pólen de abelha é um grande impulsionador do cérebro, levantando a fadiga cerebral, melhorando o estado de alerta e ajudando os níveis de concentração durante um longo período de tempo.

Rico em vitaminas do complexo B; B1, B2 e B3 – estes são essenciais para um sistema nervoso saudável e poderosos desintoxicantes, especialmente para o cérebro. Eles são muitas vezes referidos como vitaminas "anti-estresse" ou "moral" – quando o sistema nervoso está trabalhando otimamente ansiedade e estresse pode ser muito menor.

Reconhecido por melhorar o desempenho atlético, o cientista natural alemão Francis Huber afirma que o pólen de abelha é "o maior fisiculturista da Terra".

Como tal, é usado por atletas olímpicos e fisiculturistas para aumentar a força e resistência. Sua reputação como construtor de músculos é devida, em parte, a todos os 22 aminoácidos.

Cerca de metade destes são de forma livre, o que significa que podem ser assimilados diretamente no corpo, prontos para utilização instantânea.

Pólen faz bem para a saúde

O pólen de abelha beneficia os que sofrem de alergias, incluindo febre do feno, reduzindo os níveis de histamina no corpo. Ele ajuda a aliviar náuseas, distúrbios do sono, estresse e ansiedade, trazendo o corpo em equilíbrio nutricional e bem-estar.

Dosagem sugerida

Pólen de abelha pode ser comido cru ou pode ser adicionado aos seus cereais favoritos, smoothies, iogurte ou bebida quente. Não existem doses fixas para o pólen de abelha, mas 5-10g (1-2 colheres de chá) é uma dose diária recomendada.

História

Historicamente, o pólen de abelha tem sido usado em culturas em todo o mundo. No antigo Egito, o pólen de abelha era colocado com os faraós em seus túmulos para alimentá-los na vida após a morte. Ele também aparece no folclore indiano, tanto na América do Norte quanto na América do Sul.

O folclore moderno também diz que pessoas com asma ou febre do feno sofrerão menos durante a temporada de pólen se comerem mel local contendo o pólen ao qual são alérgicas.

Tomando uma colher de chá para uma colher de sopa de mel local ou pólen de abelha por dia, algumas pessoas juram que passam a temporada com pouco ou nenhum sintoma – presumivelmente, o pólen as imuniza. No entanto, não houve pesquisa médica para respaldar essas alegações.

Fonte: Indigo Herbs

CAPITULO V
Propriedade e funcionalidade do kiwi

Conhecido como Yang Tao, o kiwi ganhou seu lugar na cultura chinesa, não apenas por seu sabor, mas também por suas propriedades medicinais.

O kiwi é nomeado em homenagem ao pássaro nativo da Nova Zelândia – o kiwi – por um distribuidor de alimentos empreendedor, e seu cultivo subsequente voou ao redor do mundo.

Hoje, França, Itália, Grécia e EUA são alguns dos maiores produtores de kiwis.

Embora seja pequena e tenha uma superfície externa marrom clara, o interior da fruta é verde limão, cravejado de pequenas sementes pretas e embalado com um sabor semelhante a um morango ou abacaxi.

O kiwi descascado, fatiado e refrigerado pode ser um excelente além de qualquer combinação de salada de frutas ou servido por si só.

Além de delicioso, o kiwi possui muitas propriedades nutricionais.

Benefícios do kiwi para saúde:

- O kiwi fornece 92,7 miligramas de vitamina C, um nutriente que ajuda a impulsionar o sistema imunológico;

- Sua quantidade de vitamina K é de 40,3 microgramas – mais conhecida por seu papel na saúde óssea e na função cardiovascular;

- O kiwi contém vitamina A (ótima para a pele, saúde respiratória e visão), vitamina E (para diminuir o risco de agregação plaquetária) e potássio para ajudar a equilibrar os eletrólitos do corpo e gerenciar os níveis de pressão arterial;

- O kiwi é um dos poucos alimentos que contêm vitamina B6, que suporta o sistema imunológico;

B6 é particularmente importante para as mães grávidas para apoiá-las durante toda a gestação;

- O folato no kiwi, por outro lado, concentra-se mais no feto.

Pode proteger contra defeitos do tubo neural e doenças cardíacas congênitas;

- Kiwi é super nutritivo;

- Você encontrará 3 gramas de fibra dietética para cada porção de 100 gramas;

- Foi demonstrado que a fibra alimentar ajuda a manter o sistema digestivo funcionando saudável, reduzindo o risco de doenças como diabetes, derrame e hipertensão.

Finalmente, o poder antioxidante dos kiwis pode ajudar a neutralizar os radicais livres que podem danificar as células.

Apesar desses benefícios, certifique-se de consumir kiwi com moderação, pois contém frutose, que pode ser prejudicial à saúde em quantidades excessivas.

Abaixo estão mais dados nutricionais sobre esta fruta:

Tamanho da porção: 100g

Calorias	83.07
Calorias da gordura	0,00
Gordura total	0,52 g
Saturada	0,029 g
Colesterol	0 mg
Sódio	3 mg
Carboidratos totais	14.66 g
Fibra alimentar	3 g
Açúcar	8,99 g
Proteínas	1,14 g
Vitamina C	92,7 mg
Cálcio	34 mg
Ferro	0,31 mg

Estudos sobre o Kiwi

A pesquisa mostrou que o kiwi tem um efeito protetor notável contra a asma e outras dificuldades respiratórias, como chiado no peito.

Um relatório indicou que crianças pequenas que ingeriram de seis a sete porções de kiwis e outros alimentos ricos em vitamina C por semana tiveram uma incidência 29,3% menor de chiado no peito.

Mesmo aqueles que ingeriram esses alimentos apenas uma ou duas vezes por semana apresentaram menos sintomas, em estudos comparativos.

As variedades verde e dourada de kiwis são ricas em polifenóis e foram estudadas para comparar seus pontos fortes antioxidantes.

Os pesquisadores descobriram que não apenas os antioxidantes dos kiwis eram mais potentes do que os das laranjas e toranjas, a variedade de kiwis dourados tinha maior força antioxidante.

Os pesquisadores concluíram que o consumo de kiwis pode ser útil na redução do desenvolvimento de doenças causadas pelo estresse oxidativo.

Outro estudo explorou os efeitos do kiwi em pacientes com síndrome do intestino irritável.

O estudo envolveu 54 pacientes.

Os pesquisadores descobriram que o tempo de trânsito do cólon diminuiu significativamente no grupo que consumia kiwis e concluíram que comer kiwis melhorou a função intestinal em adultos diagnosticados com síndrome do intestino irritável (mais estudos sobre o assunto precisam ser feitos).

Fonte: Food facts

CAPITULO VI
Alimentos que não podem faltar na nossa mesa

Nem todas as calorias são produzidas de forma igual.

Diferentes alimentos passam por diferentes vias metabólicas em seu corpo.

Eles podem ter efeitos muito diferentes sobre a sua fome, hormônios e o número de calorias que você queima.

Aqui estão alguns dos alimentos mais amigáveis para não faltar na sua dieta e que são apoiados pela ciência.

Ovos inteiros

Uma vez temido por ser rico em colesterol, ovos inteiros têm feito um retorno.

Novos estudos mostram que eles não afetam negativamente o colesterol no sangue nem causam ataques cardíacos.

Além do mais, eles são um dos melhores alimentos para comer se você precisa perder peso, pois eles são ricos em proteínas, gorduras saudáveis e podem fazer você se sentir completo com uma quantidade muito baixa de calorias.

Um estudo em 30 mulheres com excesso de peso mostrou que comer ovos no café da manhã, aumentou a sensação de saciedade e fez com que os participantes comessem menos nas próximas 36 horas.

Outro estudo de oito semanas descobriu que os ovos no café da manhã aumentavam a perda de peso em uma dieta com restrição calórica.

Os ovos também são incrivelmente ricos em nutrientes e podem ajudá-lo a obter todos os nutrientes necessários em uma dieta com restrição calórica.

Folhas verdes

Verdes folhosos incluem couve, espinafre, couve, acelga e alguns outros.

Eles têm várias propriedades que os tornam perfeitos para uma dieta de emagrecimento, como ser pobre em calorias e carboidratos e carregados com fibras.

Comer verduras é uma ótima maneira de aumentar o volume de suas refeições, sem aumentar as calorias. Numerosos estudos mostram que refeições e dietas com baixa densidade energética fazem com que as pessoas consumam menos calorias no geral.

As folhas verdes também são incrivelmente nutritivas e muito altas em muitas vitaminas, antioxidantes e minerais, incluindo o cálcio, que tem demonstrado ajudar na queima de gordura em alguns estudos.

Salmão

Peixe gordo como o salmão é bastante saudável e muito satisfatório, mantendo-o cheio por muitas horas com relativamente poucas calorias.

O salmão é carregado com proteína de alta qualidade, gorduras saudáveis e vários nutrientes importantes.

Peixes – e frutos do mar em geral – também podem fornecer uma quantidade significativa de iodo.

Este nutriente é necessário para a função tireoidiana adequada, o que é importante para manter seu metabolismo funcionando de maneira ideal.

Estudos mostram que um número significativo de pessoas não preenche suas necessidades de iodo.

O salmão também é carregado com ácidos graxos ômega-3, que demonstraram ajudar a reduzir a inflamação, que é conhecida por desempenhar um papel importante na obesidade e na doença metabólica.

Cavala, truta, sardinha, arenque e outros tipos de peixe gordo também são excelentes para saúde.

Vegetais crucíferos

Os vegetais crucíferos incluem brócolis, couve-flor, repolho e couve de Bruxelas.

Como outros vegetais, eles são ricos em fibras e tendem a ser incrivelmente cheios.

Além do mais, esses tipos de vegetais geralmente contêm quantidades decentes de proteína.

Eles não são tão ricos em proteínas como alimentos de origem animal ou legumes, mas ainda são altos em comparação com a maioria dos vegetais.

Uma combinação de proteína, fibra e baixa densidade de energia torna os vegetais crucíferos os alimentos perfeitos para incluir em suas refeições, se você precisa perder peso.

Eles também são altamente nutritivos e contêm substâncias que combatem o câncer.

Atum

O atum é outro alimento de baixa caloria e alta proteína.

É peixe magro, o que significa que é baixo em gordura.

O atum é popular entre os fisiculturistas, pois é uma ótima maneira de aumentar a ingestão de proteínas, mantendo o total de calorias e gordura baixa.

Se você está tentando enfatizar a ingestão de proteínas, escolha atum enlatado em água, não em óleo.

Feijão e Leguminosas

Alguns feijões e outras leguminosas podem ser benéficos para a perda de peso.

Isso inclui lentilhas, feijão preto, feijão e outros.

Estes alimentos tendem a ser ricos em proteínas e fibras, que são dois nutrientes que demonstraram levar à saciedade.

Queijo cottage

Os produtos lácteos tendem a ser ricos em proteínas.

Um dos melhores é queijo cottage, que – calorias para calorias – é principalmente proteína com muito poucos carboidratos e pouca gordura.

Comer queijo cottage é uma ótima maneira de aumentar o consumo de proteína. Também é saciante, fazendo você se sentir completo com um número relativamente baixo de calorias.

Os produtos lácteos também são ricos em cálcio, o que pode ajudar na queima de gordura.

Abacate

Enquanto a maioria das frutas é rica em carboidratos, o abacate é carregado com gorduras saudáveis.

Ele é particularmente rico em ácido oléico monoinsaturado, o mesmo tipo de gordura encontrado no azeite de oliva.

Apesar de ser principalmente gorduroso, o abacate também contém muita água e fibras, tornando-o menos denso em energia.

Além disso, ele é um complemento perfeito para as saladas de vegetais, pois estudos mostram que o conteúdo de gordura pode aumentar a absorção de antioxidantes nos carotenóides dos vegetais de 2,6 a 15 vezes.

Ele também contém muitos nutrientes importantes, incluindo fibras e potássio.

Vinagre de maçã

O vinagre de maçã é bastante popular na comunidade natural de saúde.

É frequentemente usado em condimentos como sabonetes ou vinagretes, e algumas pessoas até o diluem em água e o bebem.

Vários estudos baseados em humanos sugerem que o vinagre de maçã pode ser útil para a perda de peso.

Tomar vinagre ao mesmo tempo que uma refeição rica em carboidratos pode aumentar a sensação de plenitude e fazer com que as pessoas comam 200 a 275 calorias a menos pelo resto do dia.

Nuts

Eles são um excelente lanche, contendo quantidades equilibradas de proteínas, fibras e gorduras saudáveis.

Estudos mostraram que a ingestão de nozes pode melhorar a saúde metabólica e até promover a perda de peso.

Além disso, estudos populacionais mostraram que pessoas que comem nozes tendem a ser mais saudáveis e mais magras do que aquelas que não comem.

Apenas certifique-se de não exagerar, pois eles ainda têm bastante calorias. Se você tende a comer em excesso e comer grandes quantidades de nozes, pode ser melhor evitá-las.

Grãos integrais

Embora grãos de cereais tenham recebido uma má reputação nos últimos anos, alguns tipos são definitivamente saudáveis.

Isso inclui alguns grãos integrais que são carregados com fibra e contêm uma quantidade razoável de proteína.

Exemplos de grãos incluem aveia, arroz integral e quinoa.

A aveia é carregada de fibras solúveis que demonstraram aumentar a saciedade e melhorar a saúde metabólica.

Frutas

A maioria dos especialistas em saúde concorda que a fruta é saudável.

Numerosos estudos populacionais mostraram que as pessoas que comem mais frutas (e verduras) tendem a ser mais saudáveis do que as que não comem.

Para a maioria das pessoas, as frutas podem ser uma adição eficaz e deliciosa para uma dieta de perda de peso.

Fonte: Health line

CAPITULO VII
Vinho, um aliado da dieta

Tomar vinho pode tornar a sua qualidade de vida muito melhor.

Muitas pessoas desejam uma boa saúde e um corpo mais saudável, e o vinho pode contribuir para isso.

Vinho - seu aliado na dieta

Há estudos que comprovam que o vinho pode suportar um peso saudável ou até mesmo ajudar a perder peso.

Sim, o vinho pode ser parte de uma rotina de controle de peso saudável ou perda de peso.

Aqui estão alguns motivos:

1. O metabolismo do álcool é mais complicado do que você pensa.

O álcool em si não se torna facilmente gordura corporal.

Quando ingerimos álcool, o corpo trabalha imediatamente para queimá-lo, oxidando em torno de 90 a 98%.

E apesar do fato de o álcool conter 7,1 calorias por grama (ficando em segundo lugar em relação às 9 calorias de gordura por grama), essas calorias em si não tendem a se tornar gordura corporal.

Em estudos controlados, em que os pesquisadores ajustam as fontes de calorias, a substituição ou adição de calorias com álcool puro geralmente resulta em ganho insignificante ou mesmo insignificante de peso.

Esses efeitos podem ser devidos à natureza termogênica do álcool, à influência no metabolismo ou ao fato de que não há caminho prático para a conversão de álcool em gordura corporal.

2. O vinho pode melhorar a saúde do coração

O consumo moderado de até duas doses de vinho tinto pode reduzir o risco de doenças cardíacas em aproximadamente 20%.

Esta conclusão veio a partir de dados combinados de 51 estudos epidemiológicos que mostraram que tanto adultos aparentemente saudáveis quanto pacientes com histórico de ataque cardíaco e ainda pacientes com diabetes pareceram se beneficiar com o consumo da bebida.

Combinar vinho com uma atividade física é o que faz bem ao coração.

3. Consumir vinho pode prevenir doença de Alzheimer

O consumo moderado de vinho tinto previne significativamente a deterioração da memória e o desenvolvimento de alterações no cérebro como o Alzheimer, foi o que apontou alguns estudos específicos feitos em animais.

Cientistas afirmam, no entanto, que em pessoas, mesmo as que não possuem comprometimento cognitivo, o consumo moderado de vinho tinto pode melhorar as funções cerebrais.

Portanto, aliar uma taça de vinho a uma boa alimentação, pode proporcionar muitos benefícios à saúde a ao corpo.

Fonte: mindbodygreen

CAPITULO VIII

Algumas bebidas de frutas cheias de nutrientes

Bebidas de frutas são uma excelente opção para começar o dia com energia, acompanhar o almoço ou fazer um lanche.

Existem muitas opções ao preparar smoothies ou sucos.

O importante é manter um consumo diário de frutas e vegetais, juntamente com uma dieta equilibrada que forneça os nutrientes que o corpo precisa.

Ao consumir frutas corretamente, ajudaremos no bom funcionamento do organismo e teremos hábitos saudáveis; pois estaremos consumindo alimentos ricos em nutrientes que são importantes ao corpo.

Ao preparar smoothies, grande parte da polpa é geralmente descartada.

Isso faz com que quase toda a fibra que a fruta contém seja perdida e o suco não forneça a saciedade esperada.

Por esse motivo, é recomendável preparar smoothies que contenham polpa de frutas ou usá-lo para preparar outras refeições.

Podemos também os consumir de maneira integral, ingerindo assim uma quantidade maior de fibras.

Algumas idéias para preparar bebidas de frutas

1. Suco de laranja com cenoura:

Bebidas de laranja com cenoura são ricas em nutrientes.

Se você deseja começar o dia com uma dose de energia, nada é mais adequado do que esta bebida.

O suco de laranja com cenoura fornecerá uma grande dose de beta-carotenos, vitamina C e antioxidantes essenciais.

A laranja é excelente para melhorar a nossa imunidade e ajuda na conservação da nossa pele devido a sua enorme quantidade de vitamina C.

Já a cenoura é um alimento rico em betacaroteno que é um poderoso antioxidante, além de ser uma fonte importante de fibras, minerais e fósforo.

A combinação desses dois ingredientes certamente trará muitos benefícios para a saúde.

2. Smoothie de abacaxi, limão e pepino:

É uma excelente desintoxicação.

O abacaxi contém vitamina, além de possuir enzimas que auxiliam na digestão, o que ajuda a eliminar a sensação de inchaço e constipação.

O limão também melhora a digestão, porém seu melhor benefício é a redução do pH interno do organismo.

Já o pepino é um alimento muito rico em água e fornece muita fibra e vitamina B.

3. Milkshake de coco e banana:

Coco e banana combinados podem ser uma boa opção de bebida.

O coco fornece minerais essenciais para o sistema circulatório.

A banana é uma das frutas com mais potássio, o que ajuda a regular a pressão arterial.

4. Batidos de frutas:

Para preparar batidos, você só precisa escolher uma fruta e depois adicionar um ou dois copos de líquido (leite, suco ...).

Engrossar com aveia, iogurte ou sorvete se quiser adoçar um pouco.

Sementes, brotos ou proteínas em pó podem ser adicionados.

Conselhos práticos

Não é recomendado substituir refeições por smoothies ou sucos.

No entanto, no café da manhã, existem smoothies especialmente projetados que contêm proteínas, calorias saudáveis, vitaminas e minerais equivalentes para um café da manhã saudável.

Também é uma boa ideia não adicionar nenhum tipo de adoçante, pois muitas frutas já possuem açúcar natural.

Para preservar a frescura e as propriedades das frutas, as bebidas de frutas devem ser consumidas assim que preparadas.

Também é aconselhável escolher frutas da estação.

Fonte: OK diário

CAPITULO IX
Os benefícios da alface à saúde

A alface (Lactuca sativa) é uma hortaliça muito comum no Brasil.

Além de incrementar a salada ou o sanduíche, esta verdura oferece vários benefícios.

Aqui estão nove benefícios da alface à saúde:

A alface é rica em nutrientes, o que significa que é rica em uma variedade de vitaminas e minerais essenciais, mas com poucas calorias.

Três xícaras (85 gramas) de folhas fornecem os seguintes nutrientes:

Calorias: 11

Proteína: 1 grama

Gorduras: 0,2 gramas

Fibra: 1 grama

Vitamina K: 149% do valor diário (VD)

Vitamina A: 127%

Magnésio: 3%

Manganês: 9%

Folato: 8%

Ferro: 6%

Vitamina C: 5%

Potássio: 5%

Vitamina B6: 4%

Tiamina: 4%

Riboflavina: 4%

Embora existam algumas diferenças notáveis, o perfil nutricional é semelhante a outras hortaliças.

Por exemplo, quando comparado à alface, a alface vermelha fornece mais vitamina K, ligeiramente mais ferro e um pouco menos calorias – enquanto a alface oferece mais fibras e vitaminas A e C.

1. Possui poder hidratante

Manter a hidratação adequada é importante para sua saúde geral.

Enquanto a água potável desempenha um papel significativo em manter o corpo hidratado, a ingestão de alimentos ricos em água, como alface, também pode ajudar.

A alface é 96% de água, tornando-a incrivelmente saciante.

Seu alto teor de água também pode ajudar na sensação de saciedade.

2. A alface é rica em antioxidantes

A alface possui vários antioxidantes, que protegem seu corpo dos danos causados por moléculas instáveis chamadas radicais livres.

Ter muitos radicais livres no corpo pode aumentar a probabilidade de certas doenças.

A alface é especialmente rica em beta-caroteno antioxidante, que é um pigmento carotenoide que o nosso corpo converte em vitamina A.

A ingestão de quantidades adequadas de beta-caroteno pode melhorar a visão e reduzir o risco de degeneração macular, uma condição que pode levar à perda da visão.

Dietas ricas em alimentos ricos em antocianina podem combater a inflamação, e estão ligadas a melhorias nos fatores de risco para doenças cardíacas, como HDL (bom) e LDL (ruim) colesterol.

Além disso, a alfaces é uma boa fonte de vitamina C, outro poderoso antioxidante.

Os alimentos ricos em vitamina podem reduzir o risco de doenças cardíacas e certos tipos de câncer.

3. Ajuda a manter o coração saudável

De um modo geral, uma dieta rica em frutas e vegetais pode reduzir o risco de doença cardíaca.

Embora nenhum estudo tenha testado diretamente os efeitos da alface na saúde do coração, esse vegetal tem várias propriedades benéficas para o coração.

Por exemplo, alface fornece 3% do VD para magnésio e 5% para potássio em apenas 3 xícaras (85 gramas) de folhas desfiadas – o suficiente para uma salada de tamanho médio.

O potássio e o magnésio mantêm um batimento cardíaco saudável e permitem que as células musculares do coração relaxem.

Além disso, as deficiências de ambos os minerais têm sido associadas a vários distúrbios relacionados ao coração, como pressão alta, insuficiência cardíaca e doenças cardíacas coronárias.

Esse é um dos principais benefícios da alface.

4. Excelente fonte de vitamina A

Vitamina A é o nome genérico para um grupo de compostos solúveis em gordura envolvidos na manutenção da saúde imunológica, crescimento celular e saúde e visão ocular.

Essa vitamina também é central para o desenvolvimento e a função normais de muitos órgãos vitais, incluindo coração, rins e pulmões.

Adicionar apenas uma ou duas porções de alface de folha vermelha à dieta algumas vezes por semana pode ajudá-lo a atender às suas necessidades dessa vitamina.

5. Contém vitamina K

A alface é uma excelente fonte de vitamina K, fornecendo 149% do VD em 3 xícaras (85 gramas) de folhas picadas.

A vitamina K é crucial para a coagulação do sangue.

Além disso, esta vitamina é importante para o crescimento e desenvolvimento ósseo.

A ingestão adequada pode proteger contra osteoporose e fraturas.

Embora os indivíduos que tomam certos medicamentos para afinar o sangue possam precisar regular sua ingestão de vitamina K, a maioria das pessoas pode aumentar sua ingestão sem preocupações.

6. Pode ajudar a reduzir a pressão sanguínea

Muitas pessoas em todo o mundo têm pressão alta, o que faz com que seu coração trabalhe mais e pode aumentar seu risco de doença cardíaca ou derrame.

Estudos recentes indicam que uma dieta rica em potássio pode ajudar a baixar a pressão sanguínea.

O potássio, encontrado em quantidades adequadas na alface, parece diminuir a pressão sanguínea, diminuindo os efeitos do sódio e ajudando a dilatar os vasos sanguíneos.

Aumentar a ingestão de alface em conjunto com outros alimentos ricos em potássio, como abacate e feijão, pode ajudar a manter a pressão arterial dentro de um intervalo saudável.

7. Pode promover perda de peso

A alface é um alimento que ajuda na perda de peso.

Por exemplo, esse vegetal é extremamente baixo em calorias, mas bastante rico em fibras, o que pode trazer saciedade.

Além disso, possui um alto teor de água.

Estudos mostram que dietas ricas em alimentos com baixa caloria e muita água e vegetais como alface de folhas vermelhas podem promover significativamente a perda de peso.

8. Fácil de adicionar à dieta

Além dos benefícios à saúde, a alface é bastante saborosa.

Existem vários tipos de alface que pode ser adicionado à dieta. A alface crespa é uma delas. Outra opção interessante é a alface romana.

Fonte: Healthline

CAPITULO X
Propriedades da água de coco para a saúde

A água de coco é uma bebida tropical que tem sido usada desde a antiguidade por seu alto teor de nutrientes essenciais. Estes, quando assimilados pelo organismo, melhoram a saúde.

E podemos desfrutar em qualquer época do ano.

Contém substâncias antioxidantes, açúcares orgânicos e uma alta concentração de minerais essenciais, que ajudam a manter o corpo protegido e hidratado. Além disso, o coco contém gorduras e aminoácidos saudáveis, que ajudam a manter um nível ótimo de energia física e mental.

O primeiro dos benefícios da água de coco é que é uma ótima opção para obter minerais e vitaminas. Uma xícara de água de coco (250 ml) contém em torno de:

9 gramas de carboidratos;

3 gramas de fibra;

2 gramas de proteína;

46 calorias;

Vitamina C;

Minerais (magnésio, potássio, sódio, cálcio).

O fruto do coqueiro (árvore que pertence à família das palmeiras) é coberto por uma casca dura e uma camada carnosa no interior. Em sânscrito, é conhecido como "kalpa vriksha", que significa "árvore com tudo o que é necessário para viver", porque todas as suas partes podem ser usadas.

É muito importante saber a diferença entre leite e água de coco.

O primeiro é feito ralando e encharcando a polpa da fruta em água quente.

O líquido resultante é leite e a polpa restante é usada para sobremesas.

Por outro lado, a água de coco está dentro da fruta quando não está madura. Quando fica marrom, o interior se torna polpa.

Propriedades e benefícios do consumo de água de coco

Ajuda a controlar seu peso

Um dos benefícios da água de coco é que ela é baixa em calorias, mas doce.

Por esta razão, é perfeito para substituir refrigerantes, sucos industrializados e outras bebidas enlatadas.

Além disso, seu alto teor de antioxidantes favorece a manutenção do aspecto jovial do corpo.

No entanto, como a água de coco contém altos níveis de açúcar e sódio, recomenda-se não tomá-la em excesso.

Fortalece o sistema imunológico

Por sua contribuição de vitaminas, minerais e antioxidantes, esta bebida natural é um ótimo complemento para melhorar a saúde imunológica do corpo.

Estes nutrientes melhoram a produção de anticorpos, prevenindo o ataque de vírus, bactérias e fungos.

Aumenta a capacidade de identificar agentes infecciosos e, portanto, impede a proliferação em tecidos saudáveis.

Tem propriedades antioxidantes

Os radicais livres são moléculas instáveis que são produzidas em suas células durante o metabolismo.

Quando há muitos radicais livres, diz-se que o corpo está em estado de estresse oxidativo.

Esta condição pode danificar as células e aumentar o risco de sofrer de uma doença.

Felizmente, outro benefício da água de coco é que ela contém antioxidantes que combatem os radicais livres.

Ajuda a circulação sanguínea

Os ácidos graxos contidos na água de coco ajudam a limpar as artérias e o sangue para prevenir distúrbios inflamatórios e circulatórios.

Sua ingestão regular reduz a presença de lipídios e toxinas nocivas no sangue, prevenindo a obstrução arterial.

Tem a capacidade de tonificar os vasos sanguíneos para prevenir varizes, vasos e outros distúrbios vasculares.

Reduz a pressão alta

Pacientes com pressão alta obtêm vários benefícios quando incluem a água de coco em suas refeições.

Suas contribuições de potássio, zinco e magnésio ajudam a regular os níveis de sódio, o que é crucial para reduzir a pressão.

Água e antioxidantes tonificam e melhoram a elasticidade das artérias para que o sangue flua sem qualquer problema.

Além disso, possui compostos anti-inflamatórios que previnem dificuldades cardíacas e circulatórias.

Previne pedras nos rins

Beber bastante líquido é importante para a prevenção de cálculos renais.

Os cálculos renais são formados quando o cálcio, o oxalato e outros compostos se acumulam em excesso. A água de coco evita que os cristais formados por esses resíduos fiquem aderidos aos rins. Também reduz a quantidade dos ditos cristais ou partículas que se movem na urina.

Conclusão

Existem várias marcas que oferecem opções saudáveis. No entanto, recomendamos que você verifique o rótulo das embalagens.

Deve haver apenas água de coco e talvez água mineral no conteúdo.

Se você encontrar outros elementos, como conservantes ou açúcares, evite comprar, já que os benefícios não serão os mesmos.

Fonte: Redação adaptado do site Mejor com Salud

CAPITULO XI
Principais benefícios que o ovo pode proporcionar a saúde

O ovo é um dos poucos alimentos que devem ser classificados como "superalimentos".
Ele é carregado de nutrientes, alguns dos quais são raros na dieta moderna.
Aqui estão os principais benefícios de saúde do ovo que foram confirmados em estudos em humanos.

1. Nutritivo

O ovo está entre os alimentos mais nutritivos do planeta.
Um único ovo cozido grande contém (em quantidades diárias recomendadas VD):
Vitaminas:
A: 6%
B5: 7%
B12: 9%
B2: 15%
Fósforo: 9%
Selênio: 22%

O ovo também contém quantidades significativas de vitamina D, vitamina E, vitamina K, vitamina B6, cálcio e zinco.

Isso vem com 77 calorias, 6 gramas de proteína e 5 gramas de gorduras saudáveis.

O ovo também contém vários nutrientes que são importantes para a saúde.

De fato, o ovo é um alimento completo. Ele contém um pouco de quase todos os nutrientes que precisamos.

2. Alto teor de colesterol, mas não afeta adversamente o colesterol no sangue

É verdade que o ovo é rico em colesterol.

De fato, um único ovo contém 212 mg, mais da metade da ingestão diária recomendada de 300 mg.

No entanto, é importante ter em mente que o colesterol na dieta não aumenta necessariamente o colesterol no sangue.

Quando você aumenta a ingestão de colesterol na dieta, seu fígado simplesmente produz menos colesterol para equilibrá-lo.

No entanto, a resposta à ingestão de ovo varia entre os indivíduos:

Em 70% das pessoas, o ovo não aumenta o colesterol. Nos outros 30% (denominados "hiperrespondedores"), o ovo pode aumentar levemente o colesterol total e o LDL.

3. Aumenta o colesterol HDL (o "bom")

HDL significa lipoproteína de alta densidade. É frequentemente conhecido como colesterol "bom".

As pessoas que têm níveis mais altos de HDL geralmente apresentam menor risco de doenças cardíacas, derrame e outros problemas de saúde.

Comer ovos é uma ótima maneira de aumentar o HDL.

Em um estudo, comer dois ovos por dia durante seis semanas aumentou os níveis de HDL em 10%.

4. Estão ligados a um risco reduzido de doença cardíaca

O colesterol LDL é geralmente conhecido como colesterol "ruim".

É sabido que ter altos níveis de LDL está associado a um risco aumentado de doença cardíaca.

Mas muitas pessoas não percebem que o LDL é dividido em subtipos com base no tamanho das partículas.

Existem pequenas partículas densas de LDL e grandes partículas de LDL.

Muitos estudos mostraram que pessoas que possuem partículas de LDL densas e predominantemente pequenas têm um risco maior de doenças cardíacas do que as pessoas que possuem principalmente partículas de LDL grandes.

Mesmo que o ovo tenda a aumentar levemente o colesterol LDL em algumas pessoas, estudos mostram que as partículas mudam de LDL pequeno, denso para grande, o que é uma melhoria.

5. Ômega-3

Nem todos os ovos são produzidos de forma igual. Sua composição nutritiva varia dependendo de como as galinhas foram alimentadas e criadas.

Ovos de galinhas criadas em pastagens e / ou alimentados com alimentos enriquecidos com ômega-3 tendem a ser muito mais altos em ácidos graxos ômega-3.

Sabe-se que os ácidos graxos ômega-3 reduzem os níveis sanguíneos de triglicerídeos, um fator de risco bem conhecido em relação a doenças cardíacas.

Estudos mostram que o consumo de ovos enriquecidos com ômega-3 é uma maneira muito eficaz de reduzir os triglicerídeos no sangue.

Em um estudo feito, comer apenas cinco ovos enriquecidos com ômega-3 por semana durante três semanas reduz os triglicerídeos em 16 a 18%.

6. Proteína de alta qualidade, com todos os aminoácidos essenciais nas proporções certas

As proteínas são os principais blocos de construção do corpo humano.

Elas são usadas para fazer todos os tipos de tecidos e moléculas que servem a propósitos estruturais e funcionais.

Conseguir proteína suficiente na dieta é muito importante e os estudos mostram que as quantidades atualmente recomendadas podem ser muito baixas.

O ovo é uma excelente fonte de proteína. Um único ovo contém seis gramas de proteína.

O ovo também contém todos os aminoácidos essenciais nas proporções certas. Assim, o corpo fica bem preparado para fazer pleno uso da proteína neles.

Comer proteína suficiente pode ajudar na perda de peso, aumentar a massa muscular, diminuir a pressão sanguínea e melhorar a saúde óssea.

7. Não aumenta seu risco de doença cardíaca e pode reduzir o risco de derrame

Por muitas décadas, o ovo foi injustamente chamado de "vilão".

Afirmou-se que, por causa do colesterol, eles podem ser prejudiciais ao coração.

Muitos estudos publicados nos últimos anos examinaram a relação entre comer ovo e o risco de doença cardíaca.

Uma revisão de 17 estudos com um total de 263.938 participantes não encontrou associação entre a ingestão de ovo e doenças cardíacas ou derrame.

Muitos outros estudos chegaram à mesma conclusão.

8. Sacia e tende a fazer você comer menos calorias, ajudando a perder peso

O ovo sacia a fome rapidamente. Eles são um alimento rico em proteínas, e a proteína é, de longe, o macronutriente mais saciante.

O ovo tem uma pontuação alta em uma escala chamada índice de saciedade, que mede a capacidade dos alimentos de causar sensação de saciedade e reduzir a ingestão calórica posterior.

Fonte: Healthline

CAPITULO XII
Principais alimentos ricos em proteína

Os alimentos mais ricos em proteínas são os de origem animal, como a carne, o peixe, ovo, leite, queijo e iogurte. Isso porque, além de conterem grandes quantidades desse nutriente, as proteínas desses alimentos são de alto valor biológico, isto é, são de maior qualidade, sendo utilizadas pelo organismo mais facilmente.

No entanto, também existem alimentos de origem vegetal que contêm proteínas, como é o caso das leguminosas, onde se incluem ervilhas, soja e grãos, que possuem boas quantidades de proteína e podem, por isso, ser utilizados em uma dieta equilibrada para manter o bom funcionamento do organismo. Estes alimentos também são uma importante base da alimentação vegetariana e vegana.

As proteínas são essenciais para o funcionamento do corpo, pois estão relacionadas com o processo de crescimento, reparo e manutenção dos músculos, tecidos e órgãos, além da produção de hormônios.

Alimentos com proteína animal

Na tabela a seguir é indicada a quantidade de proteínas por 100 gramas de alimento:

Alimentos   Proteína animal por 100g   Calorias (energia em 100g)

Carne de frango   32,8 g
148 kcals

Carne de vaca 26,4 g
163 kcals

Carne de porco (lombo) 22,2 g
131 kcals

Carne de pato 19,3 g
133 kcals

Carne de codorna 22,1 g
119 kcals

Carne de coelho 20,3 g
117 kcals

Queijos em geral 26 g
316 kcals

Salmão sem pele, fresco e cru 19,3 g
170 kcals

Atum fresco 25,7 g
118 kcals

Bacalhau salgado cru 29 g
136 kcals

Peixes em geral 19,2 g
109 kcals

Ovo 13 g
149 kcals

Iogurte 54 kcals	4,1 g
Leite 47 kcals	3,3 g
Kefir 44 kcals	5,5 g
Camarões 77 kcals	17,6 g
Caranguejo cozido 83 kcals	18,5 g
Mexilhão 172 kcals	24 g
Presunto 215 kcals	25 g

O consumo de proteínas após a prática de atividade física é importante para evitar lesões e ajudar na recuperação e no crescimento muscular.

Alimentos com proteína vegetal

Os alimentos ricos em proteína vegetal são importantes principalmente em dietas vegetarianas, fornecendo quantidades adequadas de aminoácidos para manter a formação de músculos, células e hormônios no corpo. Veja na tabela a seguir os principais alimentos de origem vegetal que são ricos em proteínas;

Alimentos   Proteína vegetal por 100g
Calorias(energia em 100g)

Alimentos	Proteína vegetal por 100g
Soja 140 kcals	12,5 g
Quinoa 335 kcals	12,0 g
Trigo sarraceno 366 kcals	11,0 g
Sementes de milhete 360 kcals	11,8 g
Lentilhas 108 kcals	9,1 g
Tofu 76 kcals	8,5 g
Feijão 91 kcals	6,6 g
Ervilha 63 kcals	6,2 g

Arroz cozido 127 kcals	2,5 g
Sementes de linhaça 495 kcals	14,1 g
Sementes de gergelim 584 kcals	21,2 g
Grão de bico 355 kcals	21,2 g
Amendoim 589 kcals	25,4 g
Nozes 699 kcals	16,7 g
Avelã 689 kcals	14 g
Amêndoas 643 kcals	21,6 g
Castanha do Pará 643 kcals	14,5 g

Como consumir corretamente as proteínas vegetais

No caso das pessoas vegetarianas e veganas, o ideal para proporcionar ao organismo proteínas de alta qualidade é combinar alguns alimentos que são complementares entre si, como por exemplo:

- Arroz e feijão de qualquer tipo;
- Ervilhas e sementes de milho;
- Lentilha e trigo sarraceno;
- Quinoa e milho;
- Arroz integral e feijão vermelho.

A combinação desses alimentos e a variedade a dieta são importantes para manter o crescimento e o bom funcionamento do organismo em pessoas que não ingerem proteínas animais. No caso das pessoas ovolactovegetarianas, também pode ser incluída na dieta proteínas provenientes do ovo, do leite e de seus derivados.

Como fazer uma dieta hiperproteica (rica em proteína)

Na dieta hiperproteica deve ser consumido entre 1,1 e 1,5 gramas de proteína por quilograma de peso corporal por dia. A quantidade a ser consumida deve ser calculada por um nutricionista, já que varia de pessoa para pessoa e depende da idade, gênero, atividade física e se a pessoa apresenta ou não alguma doença associada.

Essa dieta é uma boa estratégia para baixar o peso e favorecer o aumento da massa muscular, principalmente quando acompanhada de exercícios que favoreçam a hipertrofia muscular. Veja como fazer a dieta da proteína.

Alimentos ricos em proteína e baixos em gordura

Os alimentos ricos em proteína e que são baixos em gordura são todos os alimentos de origem vegetal mencionados na tabela anterior, com exceção dos frutos secos, além de carnes baixas em gordura, como o peito de frango ou peito de peru sem pele, claras de ovo e peixes com baixo teor de gordura, como a pescada, por exemplo.

CAPITULO XIII
Manga: benefícios e informação nutricional

A manga é uma fruta que possui muitos nutrientes como vitaminas A e C, magnésio, potássio, polifenóis como mangiferina, canferol e ácido benzoico, fibras. Além disso, a manga ajuda a combater inflamações, fortalecer o sistema imunológico e reduzir o risco de doenças cardiovasculares, por exemplo.

Por outro lado, a manga tem bastante frutose, que é um tipo de açúcar encontrado na fruta e quanto mais madura, maior será a quantidade de açúcar da manga, por isso não é uma fruta aconselhada para quem precisa perder peso, especialmente se for ingerida muito frequentemente, pois é uma fruta que contém muitas calorias.

A manga é muito versátil e inclusive a casca pode ser consumida, além disso ela pode ser consumida em forma de suco, geleias, vitaminas, saladas verdes, molhos ou juntamente com outros alimentos.

Os principais benefícios da manga são:

1. Melhora o funcionamento do sistema digestivo

A manga é uma fruta excelente para melhorar a prisão de ventre pois é muito rica em fibras solúveis que agem absorvendo água do trato digestivo formando um gel que ajuda a regular o intestino. Além disso, a mangiferina presente na manga age como um laxante natural aumentando o movimento do intestino e facilitando a eliminação das fezes.

A mangiferina também protege o fígado, melhora a ação dos sais biliares que são importantes para a digestão de gorduras e auxilia no tratamento de vermes e infecções intestinais.

Além disso, a manga contém amilases que são enzimas que degradam os alimentos facilitando sua absorção e, por isso, regula e melhora a digestão.

2. Combate a gastrite

A manga possui na sua composição a mangiferina e a benzofenona que tem efeito protetor para o estômago por ter ação antioxidante, reduzindo os danos nas células do estômago, além de diminuir a produção de ácido do estômago e, por isto, pode auxiliar no tratamento da gastrite ou úlcera gástrica.

3. Ajuda a controlar a glicemia

Alguns estudos mostram que os polifenóis como o ácido gálico, ácido clorogênico e ácido ferúlico podem estimular a produção de insulina e reduzir os níveis de açúcar no sangue e da hemoglobina glicada que é um indicador de diabetes, podendo ser um importante aliado no tratamento do diabetes.

No entanto, a manga deve ser consumida de forma moderada e em pequenas porções ou pode ser utilizada junto com outros alimentos ricos em fibras. Além disso, a melhor forma de aproveitar as propriedades da manga para ajudar a controlar a glicemia é consumir esta fruta mais verde, pois a manga madura pode exercer o efeito contrário e aumentar a glicemia.

4. Tem ação anti inflamatória

A mangiferina, o ácido gálico e a benzofenona presentes na manga têm propriedades anti-inflamatórias sendo muito úteis no tratamento de inflamações do intestino como a colite ulcerativa ou doença de Crohn, por exemplo, pois reduz a produção de substâncias inflamatórias como as prostaglandinas e as citocinas.

Além disso, a ação anti-inflamatória da manga no intestino, ajuda a prevenir os danos celulares que podem causar câncer no reto e no intestino.

5. Tem ação antioxidante

A vitamina C e os compostos polifenólicos como mangiferina, quercetina, canferol, ácido gálico e ácido cafeico possuem ação antioxidante, combatendo os radicais livres e reduzindo os danos nas células. Assim, a manga ajuda a prevenir e combater doenças associadas ao stress oxidativo causado pelos radicais livres como a aterosclerose, infarto, derrame cerebral, diabetes ou câncer.

6. Combate o câncer

Alguns estudos utilizando células de leucemia e do câncer da mama, da próstata e do intestino mostram que os polifenóis, principalmente a mangiferina presentes na manga possuem ação anti-proliferativa, reduzindo a proliferação das células do câncer. Além disso, os polifenóis têm ação anti-oxidante, que agem combatendo os radicais livres que causam danos nas células. Entretanto, ainda são necessários estudos em humanos que comprovem esse benefício.

7. Protege contra doenças cardiovasculares

As fibras solúveis presentes na manga ajudam na redução do colesterol ruim e dos triglicerídeos, que são responsáveis por formar placas de gordura nas artérias, pois diminui a absorção de gorduras provenientes da alimentação. Assim, a manga melhora o funcionamento das artérias e ajuda a evitar infarto, insuficiência cardíaca e derrame cerebral.

Além disso, a mangiferina e a vitamina C têm ação anti-inflamatória e antioxidante que ajudam reduzir os danos nas células, mantendo os vasos sanguíneos saudáveis, e os polifenóis, o magnésio e o potássio ajudam relaxar os vasos sanguíneos e a controlar pressão arterial.

8. Fortalece o sistema imunológico

A manga é rica em nutrientes como as vitaminas A, B, C, E e K e folato que estimulam a produção de glóbulos brancos que são células de defesa essenciais para prevenir e combater infecções e, por isso, a manga ajuda a fortalecer o sistema imune.

Além disso, a mangiferina estimula as células de defesa do organismo a combater infecções.

9. Combate a herpes labial

Alguns estudos mostram que a mangiferina presente na manga possui ação contra o vírus do herpes labial por inibir o vírus e impedir que se multiplique, podendo ser um importante aliado no tratamento do herpes labial. Além disso, a mangiferina também pode inibir a multiplicação do vírus do herpes genital. Entretanto, ainda são necessários estudos em humanos que comprovem esse benefício.

10. Melhora a saúde dos olhos

A manga melhora a saúde dos olhos por possuir antioxidantes como luteína e zeaxantina que agem como bloqueadores dos raios solares prevenindo os danos nos olhos causados pela luz do sol.

Além disso, a vitamina A da manga ajuda a prevenir o surgimento de problemas nos olhos como os olhos secos ou a cegueira noturna.

11. Melhora a qualidade da pele

A manga tem vitamina C e A que são antioxidantes que ajudam a combater os radicais livres que causam envelhecimento da pele. A vitamina C também age aumentando a produção de colágeno que é importante para combater a flacidez e as rugas da pele, melhorando a qualidade e o aspecto da pele.

Além disso, a vitamina A protege a pele dos danos provocados pelos raios solares.

Tabela de informação nutricional

A tabela a seguir traz a composição nutricional para 100 gramas de manga.

Componentes
Quantidade por 100 g

Energia   59 calorias

Água   83,5 g

Proteínas   0,5 g

Gorduras   0,3 g

Carboidratos   11,7 g

Fibras   2,9 g

Carotenos   1800 mg

Vitamina   A 300 mcg

Vitamina   B1 0,04 mg

Vitamina   B2 0,05 mg

Vitamina   B3   0,5 mg

Vitamina   B6 0,13 mg

Vitamina C   23 mg

Vitamina E   1 mg

Vitamina K   4,2 mcg

Folatos   36 mcg

Cálcio   9 mg

Magnésio   13 mg

Potássio   120 mg

É importante ressaltar que para obter todos os benefícios citados acima, a manga deve fazer parte de uma alimentação balanceada e saudável.

Como consumir

A manga é uma fruta muito versátil e pode ser consumida verde, madura e até com a casca.

Uma forma fácil de consumir essa fruta é comer a manga na sua forma natural ou prepara sucos, geléias, vitaminas, adicionar a manga em saladas verdes, preparar molhos ou misturar com outros alimentos.

A porção diária recomendada é 1/2 xícara de manga em cubos ou 1/2 unidade de manga pequena.

CAPITULO XIV
Principais alimentos ricos em ferro

O ferro é um mineral importante para formação de células sanguíneas e ajuda no transporte do oxigênio. Assim, quando existe uma carência de ferro, a pessoa apresenta sintomas como cansaço, fraqueza, falta de energia e dificuldade de concentração.

Este mineral é importante em todas as fases da vida e deve ser consumido com frequência, mas é preciso aumentar seu consumo durante a gravidez e na terceira idade, momentos em que existe uma maior necessidade maior de ferro no organismo. Bons exemplos de alimentos ricos em ferro, são as carnes vermelhas, o feijão preto, e o pão de cevada, por exemplo.

Existem dois tipos de ferro, o ferro heme: presente na carne vermelha, e o ferro não-heme presente nos vegetais. O ferro presente nas carnes é melhor absorvido, enquanto que o ferro dos vegetais precisa do consumo de uma fonte de vitamina C para ter uma melhor absorção.

Segue uma tabela com os alimentos ricos em ferro separados por fonte animal e vegetal:

Quantidade de ferro em alimentos de origem animal por cada 100 g

Mariscos ao vapor	22 mg
Fígado de frango cozido	8,5 mg
Ostras cozidas	8,5 mg
Fígado de peru cozido	7,8 mg
Fígado de vaca grelhado	5,8 mg
Gema de ovo de galinha	5,5 mg
Carne de vaca	3,6 mg
Atum fresco grelhado	2,3 mg
Ovo de galinha inteiro	2,1 mg
Cordeiro	1,8 mg
Sardinha grelhada	1,3 mg
Atum enlatado	1,3 mg

O ferro presente nos alimentos de fonte animal, apresentam uma absorção de ferro ao nível intestinal entre 20 a 30% do total do mineral ingerido.

Quantidade de ferro em alimentos de origem vegetal por cada 100 g

Sementes de abóbora	14,9 mg
Pistacho	6,8 mg
Cacau em pó	5,8 mg
Damasco seco	5,8 mg
Tofu	5,4 mg
Sementes de girassol	5,1 mg
Uva passa	4,8 mg
Coco seco	3,6 mg
Noz	2,6 mg
Feijão branco cozido	2,5 mg
Espinafres crus	2,4 mg
Amendoim	2,2 mg
Grão-de-bico cozido	2,1 mg
Feijão preto cozido	1,5 mg
Lentilhas cozidas	1,5 mg
Feijão-verde	1,4 mg
Abóbora cozida	1,3 mg

Aveia em flocos	1,3 mg
Ervilha cozida	1,1 mg
Beterraba crua	0,8 mg
Morango	0,8 mg
Brócolis cozido	0,5 mg
Amora preta	0,6 mg
Banana	0,4 mg
Acelga	0,3 mg
Abacate	0,3 mg
Cereja	0,3 mg

Enquanto o ferro presente nos alimentos de origem vegetal permite uma absorção em torno de 5% do total de ferro que possuem em sua composição. Por esse motivo é importante consumi-los junto aos alimentos ricos em vitamina C, como laranja, ananás, morangos e pimentão, porque favorece a absorção deste mineral ao nível intestinal.

Dicas para melhorar a absorção do ferro

Além dos alimentos ricos em ferro para anemia, é também importante seguir outras dicas de alimentação como:

- Evitar comer alimentos ricos em cálcio com as principais refeições, como iogurtes, pudim, leite ou queijo porque o cálcio é um inibidor natural da absorção do ferro;
- Evitar comer alimentos integrais ao almoço e jantar, pois, os fitatos presentes nos cereais e fibras dos alimentos integrais, diminuem a eficiência da absorção do ferro presente nos alimentos;
- Evitar comer doces, vinho tinto, chocolate e algumas ervas para fazer chá, porque possuem polifenóis e fitatos, que são inibidores da absorção do ferro;
- Cozinhar em uma panela de ferro é uma forma de aumentar a quantidade de ferro de alimentos pobres, como o arroz, por exemplo;
- Misturar frutas e legumes nos sucos também pode ser uma excelente forma de enriquecer a dieta em ferro. Duas ótimas receitas ricas em ferro são o suco de abacaxi batido no liquidificador com salsinha fresca e o bife de fígado acebolado. Saiba mais Frutas ricas em ferro.

Necessidade diária de ferro

A necessidade diária de ferro, como se pode verificar na tabela, varia consoante a idade e gênero, pois as mulheres têm uma maior necessidade de ferro que os homens, especialmente durante a gravidez.

Faixa etária	*Necessidade diária de Ferro*
Bebês: 7-12 meses	11 mg
Crianças: 1-3 anos	7 mg
Crianças: 4-8 anos	10 mg
Meninos e meninas: 9-13 anos	8 mg
Meninos: 14-18 anos	11 mg
Meninas: 14-18 anos	15 mg
Homens: >19 anos	8 mg
Mulheres: 19-50 anos	18 mg
Mulheres: > 50 anos	8 mg
Grávidas	27 mg
Nutrizes: < 18 anos	10 mg
Nutrizes: > 19 anos	9 mg

As necessidades diárias de ferro aumentam na gravidez porque aumenta a quantidade de sangue no organismo e, por isso, é necessário ferro para produzir mais células do sangue, assim como o ferro é necessário para o desenvolvimento do bebê e da placenta. Atingir as necessidades de ferro na gestação é muito importante, mas pode ser necessário suplementação de ferro na gravidez, que deve ser sempre aconselhada pelo médico.

CAPITULO XV
Benefícios da uva roxa e verde para a saúde

A uva é uma fruta rica em antioxidantes, que são encontrados principalmente em sua casca, folhas e sementes, proporcionando diversos benefícios para a saúde, como prevenção do câncer, diminuição da fadiga muscular e melhora do funcionamento do intestino. Cada variedade de uva possui propriedades específicas, podendo ser obtida maior quantidades de benefícios quando são consumidas uvas verdes e roxas.

Todos esses benefícios se devem ao fato de que as uvas, principalmente as roxas, são ricas em taninos, resveratrol, antocianinas, flavonoides, catequinas e outros compostos que proporcionam suas propriedades bioativas. Essa fruta pode ser consumida de diversas formas, como em doces, geleias, bolos, pudins e, principalmente, para fabricação de vinhos.

Uvas roxas

As uvas roxas são especiais principalmente por serem a maior fonte de resveratrol, um poderoso antioxidante que está presente em grandes quantidades na sua casca. Ela traz benefícios como:

- Previne câncer, por ser rica em resveratrol e compostos fenólicos, antioxidantes que mantêm o desenvolvimento adequado das células;
- Previne doenças cardiovasculares: seus componentes antocianinas, taninos e flavonoides ajudam a relaxar os vasos sanguíneos e a evitar o aparecimento de aterosclerose;
- Melhora o intestino: especialmente quando consumidas com cascas e sementes, o que aumenta o seu teor de fibras;
- Previne anemia: por ser rica em ácido fólico.

As uvas roxas passam o resveratrol para o vinho tinto, e por isso o consumo moderado de vinho também ajuda a prevenir câncer e doenças cardiovasculares. Saiba quanto consumir por dia.

A quantidade de polifenóis varia entre a uva verde e a roxa, tendo sido observado que o extrato de uva branca possui entre 1,6 e 10,4 mg/L e a uva roxa entre 21,2 e 24,6 mg/L.

Uvas verdes

As uvas verdes são mais fáceis de plantar e seus frutos estão presentes praticamente durante todo o ano, trazendo benefícios como:

- Melhora a circulação, por ser rica em minerais como ferro e potássio, que aumentam a oxigenação das células;
- Previne câncer, pois também são ricas em antioxidantes como catequinas e vitamina C;
- Controla a glicemia, pois contém menos açúcar que as uvas roxas e é rica em vitamina B1, importante para o processamento de carboidratos no organismo;
- Mantem a saúde dos ossos, por ser rica em vitamina K e B1, importantes para aumentar a fixação de cálcio na massa óssea.

É importante lembrar que os sucos de uva, especialmente os integrais, possuem uma alta concentração do açúcar dessa fruta e baixa quantidade de fibras, o que favorece o descontrole da diabetes e o aumento do peso.

Composição nutricional das uvas

A tabela a seguir mostra a composição nutricional para 100 g das duas variedades de uvas e 100 ml do suco de uva roxa concentrado:

Nutriente	Uva verde	Uva roxa	Suco de uva roxa concentrado
Energia	78 kcals	83 kcals	58 kcals
Carboidratos	17,3 g	18,6 g	14,7 g
Proteínas	0,3 g	0,3 g	0 g
Gorduras	0,5 g	0,5 g	0 g
Fibra	0,8 g	0,9 g	0,2 g
Vitamina B1	0,02 mg	0,03 mg	0,07 mg
Vitamina B2	0,02 mg	0,02 mg	0,02 mg
Vitamina B3	0,3 mg	0,2 mg	0 mg
Vitamina B6	0,09 mg	0,09 mg	0,05 mg
Vitamina C	1 mg	1 mg	25 mg

Vitamina B9	2 mcg	2 mcg	0 mcg
Fósforo	14 mg	23 mg	10 mg
Potássio	220 mg	220 mg	54 mg
Cálcio	10 mg	10 mg	9 mg
Magnésio	8 mg	8 mg	7 mg
Ferro	1,2 mg	0,3 mg	0,1 mg
Vitamina A	0 mcg	15 mcg	0 mcg

É importante mencionar que para obter todos os benefícios mencionados anteriormente, as uvas devem ser incluídas em uma dieta equilibrada e saudável.

CAPITULO XVI
Berinjela: principais benefícios e como consumir

A berinjela é um legume rico em água e substâncias antioxidantes, como flavonoides, nasunin e vitamina C, que atuam no organismo prevenindo o desenvolvimento de doenças do coração e diminuindo os níveis de colesterol.

Além disso, a berinjela possui poucas calorias, é rica em fibras e é bastante nutritiva, podendo ser utilizada em diversas preparações culinárias de forma saudável, principalmente para favorecer a perda de peso.

Incluir a berinjela na alimentação do dia a dia pode trazer diversos benefícios para a saúde, como por exemplo:

- Redução dos níveis de colesterol ruim e dos triglicerídeos, já que contém nasunin e antocianinas, que são poderosos antioxidantes, ajudando na prevenção do desenvolvimento de problemas cardíacos, como a aterosclerose, por exemplo;
- Melhora a circulação sanguínea, já que promove a saúde dos vasos sanguíneos, uma vez que possui propriedades anti-inflamatórias que ajudam a regular a pressão arterial;
- Favorece a perda de peso, pois tem poucas calorias e é rica em fibras, aumentando a sensação de saciedade;
- Previne a anemia, pois é fonte de ácido fólico, que é uma vitamina que estimula a produção de células sanguíneas;
- Regula os níveis de açúcar no sangue, já que é rica em antioxidantes e fibras que atrasam a absorção de carboidratos a nível intestinal, sendo uma excelente opção para prevenir a diabetes e para as pessoas que são diabéticas;
- Melhora a memória e o funcionamento do cérebro, pois contém fitonutrientes que evitam o dano causado pelos radicais livres às células neuronais, promovendo a saúde do cérebro.

Além disso, o consumo de berinjela poderia prevenir o desenvolvimento de problemas intestinais, pois as fibras presentes nesse legume ajudam a eliminar toxinas, facilitam a digestão e regulam o trânsito intestinal, podendo diminuir o risco de câncer gástrico e de cólon.

Informação nutricional da berinjela

A tabela a seguir traz a composição nutricional em 100 g de berinjela crua:

Componentes	*Berinjela crua*
Energia	21 kcals
Proteínas	1,1 g
Gorduras	0,2 g
Carboidratos	2,4 g
Fibras	2,5 g
Água	92,5 g
Vitamina A	9 mcg
Vitamina C	4 mg
Ácido fólico	20 mcg
Potássio	230 mg
Fósforo	26 mg
Cálcio	17 mg

Magnésio   12 mg

É importante mencionar que para obter todos os benefícios da berinjela mencionados anteriormente, esse legume deve fazer parte de uma alimentação saudável e equilibrada.

Como consumir

Para manter suas propriedades saudáveis, a berinjela deve ser consumida grelhada, assada ou cozida. Também pode ser utilizada em diversos pratos como substituto da massa para preparar lasanha, em saladas ou na pizza, por exemplo.

Quando muito grande, a berinjela costuma ter um sabor amargo, que pode ser removido colocando sal nas rodelas de berinjela e deixando agir por 20 ou 30 minutos. Após esse tempo, deve-se lavar e secar as rodelas, levando-as para cozinhar ou fritar logo após esse processo.

CAPITULO XVII
Os benefícios do ômega 3 para a saúde

O ômega 3 é um tipo de gordura boa que tem potente ação anti-inflamatória e que, por isso, pode ser utilizado para controlar os níveis de colesterol e glicemia ou prevenir doenças cardiovasculares e cerebrais, melhorando a memória e a disposição.

Existem três tipos de ômega 3: o ácido docosahexaenoico (DHA), o ácido eicosapentaenoico (EPA) e o ácido alfa-linolênico (ALA), que podem ser encontrados especialmente nos peixes de mar, como salmão, atum e sardinha, e nas sementes como chia e linhaça. Além disso, o ômega 3 também pode ser consumido em suplementos na forma de cápsulas, que são vendidas em farmácias, drogarias e lojas de nutrição.

Por todos seus benefícios, o ômega 3 tem sido indicado como um nutriente essencial para uma dieta saudável e balanceada.

Os principais benefícios do ômega 3 são:

1. Diminui a inflamação

O ômega 3 tem propriedades anti-inflamatórias que podem ser muito úteis no tratamento da doença inflamatória intestinal ou artrite reumatoide, por exemplo, pois reduz a produção de substâncias inflamatórias como os eicosanóides e as citocinas.

Além disso, a ação anti-inflamatória do ômega 3 ajuda a prevenir os danos celulares que podem levar ao aparecimento de câncer.

2. Protege contra doenças cardiovasculares

O ômega 3 ajuda a reduzir o colesterol ruim e os triglicerídeos, que são responsáveis por formar placas de gordura nas artérias, o que promove um melhor funcionamento das artérias e ajuda a evitar infarto, arritmia, insuficiência cardíaca e derrame cerebral.

Além disso, o ômega 3 ajuda a aumentar o colesterol bom, a controlar a pressão sanguínea e a reduzir os danos nas células, mantendo os vasos sanguíneos saudáveis.

3. Evita a formação de coágulos

O ômega 3, especialmente o DHA e o EPA, tem propriedades anticoagulantes, reduzindo a formação de coágulos sanguíneos por impedir que as plaquetas do sangue se agrupem e, por isso, esta gordura pode ajudar na prevenção de complicações graves, como trombose venosa profunda ou embolia pulmonar, por exemplo.

4. Ajuda a combater a depressão

O ômega 3 protege as células do cérebro, melhorando sua atividade, levando a um aumento de substâncias responsáveis pelas emoções, pelo humor e bem estar como serotonina, dopamina e noradrenalina.

Assim, o ômega 3 ajuda a prevenir, combater e auxiliar no tratamento da depressão, diminuindo os sintomas depressivos, as perturbações do sono e a falta de apetite sexual, que são sintomas comuns nas pessoas deprimidas.

5. Combate a asma

O ômega 3, por ter ação anti-inflamatória, ajuda a combater a asma, além de auxiliar no tratamento dessa doença, reduzindo o risco de novas crises.

A asma é uma doença inflamatória que afeta os pulmões provocando tosse, dificuldade respiratória e chiado ao respirar, e pode ocorrer em crianças e adultos.

6. Previne doenças auto-imune

Alguns estudos mostram que o ômega 3 pode ajudar a reduzir o risco de desenvolvimento de doenças autoimunes, que é quando o sistema imune não reconhece células saudáveis no corpo e as ataca, destruindo estas células, como no caso da diabetes tipo 1 ou esclerose múltipla, por exemplo. Além disso, essa gordura pode auxiliar no tratamento de lúpus, artrite reumatóide, colite ulcerativa, doença de Crohn e psoríase.

7. Ajuda a controlar a glicemia

Alguns estudos mostram que o ômega 3 pode ajudar a reduzir os níveis de açúcar no sangue por melhorar a resistência à insulina, podendo ser um importante aliado no tratamento do diabetes tipo 2.

8. Melhora o funcionamento cerebral

O ômega 3 é um nutriente muito importante para as funções cerebrais, pois 60% do cérebro é constituído por gordura, especialmente ômega 3. Então, a deficiência dessa gordura pode estar associada a menor capacidade de aprendizado ou memória.

Aumentar o consumo de ômega 3 pode ajudar a proteger as células cerebrais garantindo o bom funcionamento do cérebro, melhorando a memória e o raciocínio.

9. Previne o Alzheimer

Alguns estudos mostram que o consumo de ômega 3 pode reduzir a perda de memória, falta de atenção e a dificuldade de raciocínio lógico, o que pode diminuir o risco de desenvolver Alzheimer, por melhorar o funcionamento dos neurônios cerebrais. Entretanto, ainda são necessários mais estudos que comprovem esse benefício.

10. Melhora a qualidade da pele

O ômega 3, especialmente o DHA, é um componente das células da pele, responsável pela saúde da membrana celular mantendo a pele macia, hidratada, flexível e sem rugas.

O consumo de ômega 3, como o DHA e EPA, ajuda a melhorar o aspecto da pele, aumenta a hidratação, reduz o aparecimento de rugas e de acne.

Além disso, o ômega 3 ajuda a proteger a pele dos danos do sol que podem causar envelhecimento.

11. Controla o déficit de atenção e hiperatividade

Muitos estudos mostram que a deficiência de ômega 3 está associada ao transtorno de déficit de atenção e hiperatividade (TDHA) em crianças e que o aumento do consumo de ômega 3, principalmente o EPA, pode reduzir os sintomas desse transtorno, ajudando a melhorar a atenção, a conclusão de tarefas e reduzir a hiperatividade, impulsividade, agitação e agressividade.

O TDAH, especialmente em crianças, é um distúrbio de comportamento caracterizado pela falta de atenção, hiperatividade e impulsividade.

12. Melhora o rendimento muscular

A suplementação com ômega 3 pode ajudar a reduzir a inflamação muscular causada pelo exercício físico, acelerando a recuperação dos músculos e diminuindo a dor após o treino.

O ômega 3 também ajuda a melhorar a disposição e potencializar o desempenho nos treinos, além de ser importante para facilitar o início de atividades físicas ou para pessoas em tratamentos médicos, como fisioterapia ou reabilitação cardíaca.

Benefícios do ômega 3 na gravidez

A suplementação com ômega 3 na gravidez pode ser recomendada pelo obstetra, pois previne partos prematuros e melhora o desenvolvimento neurológico da criança, e nos bebês prematuros esta suplementação melhora a capacidade cognitiva, visto que a baixa ingestão dessa gordura está associada a menor QI do bebê.

A suplementação com ômega durante a gravidez traz benefícios como:

- Previne depressão materna;

- Reduz o risco de pré-eclâmpsia;

- Reduz os casos de parto pré-maturo;
- Reduz o risco de baixo peso no bebê;
- Reduz o risco de desenvolvimento de autismo, TDAH ou transtornos de aprendizagem;
- Menor risco de alergias e asma nas crianças;
- Melhor desenvolvimento neurocognitivo nas crianças.

A suplementação com ômega 3 também pode ser efetuada durante a fase da amamentação para suprir as necessidades acrescidas da mãe e do filho, e deve ser feita de acordo com orientação médica.

Quantidade diária recomendada

A dose diária recomendada de ômega 3 varia de acordo com a idade, como mostrado a seguir:

Bebês dos 0 aos 12 meses: 500 mg

Crianças de 1 a 3 anos: 700 mg

Crianças de 4 a 8 anos: 900 mg

Meninos de 9 a 13 anos: 1200 mg

Meninas de 9 a 13 anos: 1000 mg

Homens adultos e idosos: 1600 mg

Mulheres adultas e idosas: 1100 mg

Gestantes: 1400 mg

Mulheres que amamentam: 1300 mg

É importante lembrar que nos suplementos de ômega 3 em cápsulas a sua concentração varia de acordo com o fabricante e, por isso, os suplementos podem recomendar de 1 a 4 comprimidos por dia. Em geral, o rótulo dos suplementos de ômega-3 traz a quantidade de EPA e de DHA no rótulo, e é a soma desses dois valores que deve dar a quantidade total recomendada por dia, que está descrita acima. Veja um exemplo de suplemento de ômega-3.

Alimentos ricos em ômega 3

A principal fonte de ômega 3 na dieta são os peixes de água do mar, como sardinha, atum, bacalhau, cação e salmão. Além deles, esse nutriente também está presente nas sementes como chia e linhaça, castanhas, nozes e azeite de oliva. Conheça a lista completa de alimentos ricos em ômega 3.

Dentre as fontes vegetais, o óleo de linhaça é o alimento mais rico em ômega-3, sendo muito importante sua utilização para pessoas que são vegetarianas.

CAPITULO XVIII
Benefícios do azeite

O azeite de oliva é feito a partir das azeitonas e tem vantagens e benefícios que vão além da saúde e da culinária, como auxílio no emagrecimento e ação hidratante para pele e cabelos.

Porém, para aproveitar as propriedades do azeite, seu consumo ou uso não precisam ser exagerados, ainda mais se o objetivo for emagrecer. A recomendação de consumo é de uma colher de sobremesa por dia.

Os benefícios para a saúde

O consumo de azeite deve ser regular e preferencialmente na finalização dos pratos, evitando-se o seu uso excessivo e em preparações fritas, por exemplo. Os principais benefícios são:

- Reduz o colesterol ruim (LDL), por ser rico em gorduras monoinsaturadas;
- Previne aterosclerose e protege o coração, por ser rico em compostos fenólicos e vitamina E, que são fortes antioxidantes;

- Previne doenças como câncer e diabetes tipo 2, por conter antioxidantes e por agir no hipotálamo, estimulando a saciedade;
- Atua como anti-inflamatório e fortalece o sistema imunológico, por conter uma substância anti-inflamatória, o oleocanthal;
- Reduz a pressão arterial, por facilitar a circulação sanguínea, já que estimula a dilatação dos vasos.

O melhor azeite é o azeite extra-virgem, pois sua produção preserva todos os nutrientes do produto e garante todos os benefícios desse óleo. Para conferir se um azeite é extra-virgem, deve-se procurar pela informação de acidez no rótulo, que não deverá ser maior do que 0,8%.

Outros tipos de azeite, como o composto e o refinado, passam por processos que fazem com que o óleo perca nutrientes e qualidade de gorduras. Sendo assim, sempre que possível, deve-se preferir consumir o azeite extra-virgem em saladas e para finalizar preparações, por ter mais qualidade que os outros tipos de azeite.

Como usar o azeite para emagrecer

O azeite controla a saciedade e previne o intestino preso, aliviando o inchaço. Por essas razões ele ajuda no processo de emagrecimento.

Incluir o azeite nos pratos aumenta a quantidade de gordura saudável da comida e faz com que ela demore mais tempo para ser digerida, o que prolonga a saciedade e evita a fome fora de hora. Além disso, o consumo adequado de azeite lubrifica as fezes e age no funcionamento do intestino tornando-o regular, o que reduz o inchaço da barriga, melhora a absorção de nutrientes e favorece o emagrecimento.

Apesar disso, ele é um óleo e, mesmo sendo saudável, pode engordar quando consumido em grande quantidade. Por isso, deve-se priorizar seu uso em saladas e na finalização de pratos e não no preparo dos alimentos, onde a quantidade utilizada é menos controlada. O uso de um bico dosador ou de uma colher podem ajudar medir a quantidade ideal de azeite.

Como usar o azeite na pele

O azeite age como um hidratante para peles secas, melhorando a elasticidade e a vitalidade da pele. A vitamina E, por ser um antioxidante, previne rugas e o envelhecimento precoce.

O azeite pode ser utilizado diretamente na pele, misturado a cremes específicos para o rosto ou como um ingrediente para fazer uma massagem esfoliante.

CAPITULO XIX

Alimentos ricos em fitoestrogênios (e seus benefícios)

Existem alguns alimentos de origem vegetal, como os frutos secos, as oleoginosas ou os produtos de soja, que contêm compostos muito semelhantes com os estrogênios humanos e que, por isso, exercem uma função similar. Esses compostos são compostos são conhecidos como fitoestrogênios.

Alguns exemplos de fitoestrogênios presentes nos alimentos incluem as isoflavonas, as flavonas, os terpenoides, as quercetinas, o resveratrol e as ligninas.

O consumo deste tipo de alimentos pode ter vários benefícios para a saúde, especialmente durante a menopausa ou em mulheres que sofrem com tensão pré-menstrual, conhecida popularmente por TPM.

Os principais benefícios de incluir este tipo de alimentos na dieta são:

1. Reduz os sintomas da menopausa e da TPM

Os fitoestrogênios ajudam a aliviar os sintomas da menopausa, principalmente os suores noturnos e as ondas de calor. Além disso, também permitem controlar melhor os sintomas da síndrome pré-menstrual, já que regulam e equilibram os níveis de estrogênio no organismo.

2. Mantém a saúde dos ossos

A deficiência de estrogênios aumenta o risco de sofrer com osteoporose, especialmente em mulher na pós-menopausa. Isto acontece porque os estrogênios são os principais responsáveis por contrariar a ação de outros hormônios que promovem a reabsorção óssea, além de impedir a perda de cálcio, o que mantém os ossos fortes e saudáveis.

Assim, comer alimentos ricos em fitoestrogênios pode ser uma boa estratégia para tentar manter os níveis de estrogênio mais regulados, prevenindo a osteoporose.

3. Previne doenças cardiovasculares

Os fitoestrogênios também ajudam a prevenir as doenças cardiovasculares, já que melhoram a concentração de lipídios no sangue, reduzem a formação de coágulos, melhoram a pressão arterial e possuem ação antioxidante.

Alguns estudos sugerem que as isoflavonas são o principal responsável pela ação antioxidante, diminuindo o colesterol ruim (LDL), evitando o seu acúmulo nas artérias e diminuindo, assim, o risco de aterosclerose.

4. Evita problemas de memória

A memória geralmente fica afetada depois da menopausa, devido à diminuição dos níveis de estrogênios no corpo da mulher. Assim, alguns estudos indicam que o consumo de fitoestrogênios pode ajudar a tratar a falta de memória, caso esteja relacionada com a diminuição de estrogênios, além de parecer diminuir o risco de Alzheimer e demência.

5. Previne o câncer

Os fitoestrogênios, especialmente os lignanos, possuem potencial atividade anticancerígena por terem forte ação antioxidante que ajuda a diminuir a inflamação e a proteger as células do organismo do efeito dos radicais livres. Dessa forma, este tipo de fitoestrogênios tem sido relacionado, em certos estudos, à diminuição do risco de câncer da mama, útero e próstata.

Os lignanos podem ser encontrados em alimentos como a linhaça, a soja, os frutos secos e as sementes. É recomendado o consumo de uma colher de linhaça, por dia, para obter este tipo de efeito, podendo ser adicionada a iogurtes, vitaminas, saladas ou sobre as frutas.

6. Previne a diabetes e a obesidade

Os fitoestrogênios geram um efeito ao nível da produção de insulina, ajudando a mantê-la regulada e facilitando o controle dos níveis de açúcar no sangue, podendo, por isso, prevenir o surgimento da diabetes.

Além disso, alguns estudos sugerem que os fitoestrogênios também podem modular o tecido adiposo, favorecendo a sua diminuição e prevenindo a obesidade.

Composição de fitoestrogênios nos alimentos

Na tabela seguinte está indicada a quantidade de fitoestrogênios por cada 100 gramas de alimento:

Alimento(100g)	Quantidade fitoestrogênios(µg)	Alimento(100g)	Quantidade fitoestrogênios(µg)
Sementes de linhaça	379380	Brócolis	94
Grãos de soja	103920	Repolho	80
Tofu	27151	Pêssego	65
Iogurte de soja	10275	Vinho tinto	54
Sementes de gergelim	8008	Morango	52
Pão de linhaça	7540	Framboesa	48
Pão multicereais	4799	Lentilhas	37
Leite de soja	2958	Amendoim	34,5
Húmus	993	Cebola	32
Alho	604	Mirtilos	17,5
Alfalfa	442	Chá verde	13
Pistache	383	Vinho branco	12,7
Sementes de girassol	216	Milho	9
Ameixa seca	184	Chá preto	8,9
Azeite	181	Café	6,3
Amêndoa	131	Melancia	2,9
Castanha de caju	122	Cerveja	2,7
Avelã	108	Leite de vaca	1,2

Outros alimentos

Além da soja e da linhaça, outros alimentos que também são fontes de fitoestrógenos são:

Frutas: maçã, romãs, morango, uva;

Legumes: cenoura, inhame;

Grãos: aveia, cevada, germe de trigo;

Óleos: óleo de girassol, óleo de soja, óleo de amêndoas.

Além disso, muitos alimentos industrializados como biscoitos, massas, pães e bolos também contêm derivados de soja, como o óleo ou o extrato de soja na sua composição.

Consumo de fitoestrogênios no homem

Não existe evidência científica sólida associada com a ingestão de fitoestrogênios no homem e problemas de infertilidade, alteração dos níveis de testosterona ou diminuição da qualidade do sêmen, no entanto, são necessários mais estudos.

CAPITULO XX
Vitamina D: para que serve, quanto consumir e principais fontes

A vitamina D é uma vitamina lipossolúvel produzida naturalmente no organismo através da exposição da pele à luz solar, além de também poder ser obtida em maiores quantidades por meio do consumo de alguns alimentos de origem animal, como peixes, gema de ovo e leite, por exemplo.

Essa vitamina possui funções importantes no corpo, principalmente na regulação da concentração de cálcio e fósforo no organismo, favorecendo a absorção desses minerais no intestino e regulando as células que degradam e formam os ossos, mantendo os seus níveis no sangue.

A deficiência de vitamina D poderia causar alterações ósseas, como a osteomalácia ou a osteoporose nos adultos, e raquitismo nas crianças. Além disso, alguns estudos científicos relacionaram a deficiência dessa vitamina com maior risco de desenvolver alguns tipos de câncer, diabetes mellitus e hipertensão.

Para que serve vitamina D

A vitamina D é necessária para diversos processos do organismo e, por isso, é importante que a sua concentração no sangue esteja em níveis adequados. As principais funções da vitamina D são:

- Fortalecimento de ossos e dentes, pois aumenta a absorção de cálcio e fósforo no intestino e facilita a entrada desses minerais nos ossos, que são essenciais para a sua formação;

- Prevenção da diabetes, porque atua na manutenção da saúde do pâncreas, que é órgão responsável pela produção de insulina, o hormônio que regula os níveis de glicose no sangue;

- Melhora do sistema imune, prevenindo infecções bacterianas e virais;

- Redução da inflamação do organismo, porque diminui a produção de substâncias inflamatórias e ajuda no combate a doenças autoimunes, como psoríase, artrite reumatoide e lúpus, sendo necessário nesses casos o uso de suplementação de acordo com a orientação médica;

- Prevenção de doenças como esclerose múltipla e alguns tipos de câncer, como de mama, próstata, colorretal e renal, já que participa no controle da morte celular e diminui a formação e proliferação de células malignas;

- Melhora da saúde cardiovascular, pois atua diminuindo a pressão arterial e o risco de hipertensão e outras doenças cardiovasculares;

- Fortalecimento muscular, já que a vitamina D participa do processo de formação dos músculos e está ligada a uma maior força e agilidade muscular

Além disso, devido ao seu poder antioxidantes, também é capaz de prevenir o envelhecimento precoce, já que impede os danos causados nas células pelos radicais livres.

Fontes de vitamina D

A principal fonte de vitamina D é a sua produção na pele a partir da exposição aos raios solares. Por isso, para produzir quantidades adequadas de vitamina D, as pessoas de pele clara devem permanecer no sol por pelo menos 15 minutos por dia, enquanto que as pessoas de pele mais escura devem permanecer pelo menos uma hora exposta à luz solar. O ideal é a exposição aconteça entre as 10hs e as 12hs ou entre 15hs e 16:30, já que nesse horário não está tão intenso.

Além da exposição ao sol, a vitamina D pode ser obtida através de fontes alimentares, como óleo de fígado de peixe, frutos de mar, leite e derivados.

Quantidade diária de vitamina D

A quantidade necessária de vitamina D por dia varia de acordo com a idade e fase da vida, como está indicado na tabela a seguir:

Fase da vida	*Recomendação diária*
0-12 meses	400 UI

Entre 1 ano e 70 anos   600 UI

Mais de 70 anos   800 UI

Gravidez   600 UI

Amamentação   600 UI

O consumo de alimentos ricos em vitamina D não é suficiente para suprir as necessidades diárias dessa vitamina e, por isso, é importante que a pessoa seja exposta à luz solar diariamente para manter uma produção adequada desta vitamina no organismo e, no caso de não ser suficiente, como acontece nos casos de pessoas que moram em países mais frios ou no caso de pessoas que possuem alterações no processo de absorção de gordura, o médico por indicar a ingestão de suplementos de vitamina D. Veja mais sobre os suplementos de vitamina D.

Deficiência de vitamina D

Os sintomas e sinais de deficiência de vitamina D no organismo são diminuição da quantidade de cálcio e fósforo no sangue, dor e fraqueza muscular, enfraquecimento dos ossos, osteoporose nos idoso, raquitismo nas crianças e osteomalácia nos adultos. Saiba reconhecer os sinais de deficiência de vitamina D.

A absorção e a produção de vitamina D podem ser prejudicadas em função de algumas doenças como a insuficiência renal, lúpus, doença de Crohn e doença celíaca. A deficiência de vitamina D no organismo pode ser identificada através de um exame de sangue chamado 25(OH)D e acontece quando são identificados níveis menores de 30 mg/ml.

Excesso de vitamina D

As consequências do excesso de vitamina D no organismo são o enfraquecimento dos ossos e a elevação dos níveis de cálcio na corrente sanguínea, o que pode levar ao desenvolvimento de pedras nos rins e arritmia cardíaca.

Os principais sintomas do excesso de vitamina D são falta de apetite, náuseas, vômitos, aumento da frequência urinária, fraqueza, hipertensão arterial, sede, coceira na pele e nervosismo. No entanto, o excesso de vitamina D só ocorre devido ao uso exagerado de suplementos dessa vitamina.

CAPITULO XXI
Principais benefícios da semente de linhaça e como usar

Os benefícios da semente de linhaça incluem a defesa do organismo e o retardo do envelhecimento das células, protegendo a pele e prevenindo doenças como câncer e problemas cardíacos.

A semente de linhaça é a mais rica fonte vegetal de ômega 3 e seus benefícios podem ser obtidos tanto na linhaça dourada quanto na marrom, sendo importante triturar as sementes antes do consumo, pois a linhaça inteira não é digerida pelo intestino.

Assim, o consumo regular dessa semente traz benefícios como:

- Melhora a prisão de ventre, porque é rica em fibra que facilita o trânsito intestinal;
- Ajuda a controlar o açúcar no sangue, pois o seu conteúdo em fibra impede que o açúcar seja absorvido muito rapidamente;
- Diminui o colesterol porque é rica em fibras e ômega 3 que diminuem o colesterol ruim;

- Ajuda a emagrecer, pois as fibras aumentam a sensação de saciedade, diminuindo o apetite exagerado. Veja como fazer a dieta da linhaça;
- Reduz o risco de doenças cardiovasculares, porque controla o colesterol e diminui a absorção de gordura no intestino;
- Reduz inflamações no corpo, pois é muito rico em ômega 3;
- Diminui os sintomas da TPM e da Menopausa, pois tem boas quantidades de isoflavona, fitoesteroide e lignana, que controlam os hormônios femininos.

Para obter um maior resultado de todos estes benefícios, é recomendado preferir as sementes de linhaça douradas, pois são mais ricas em nutrientes, especialmente em ômega 3, que as sementes de linhaça marrom. Veja outros 10 alimentos que ajudam a emagrecer.

Informação nutricional e como usar
A tabela a seguir traz a composição nutricional em 100 g de linhaça.

Quantidade por 100 g

Energia   495 kcal

Proteína   14,1 g

Cálcio   211 mg

Carboidrato	43,3 g
Magnésio	347 mg
Gordura	32,3 g
Ferro	4,7 mg
Fibra	33,5 g
Zinco	4,4 mg
Ômega-3	19,81 g
Ômega-6	5,42 g

A linhaça não modifica o sabor dos alimentos e pode ser consumida juntamente com cereais, saladas, sucos, vitaminas, iogurtes e massas de pães, bolos e farofas.

No entanto, antes de ser consumida essa semente deve ser triturada no liquidificador ou ser comprada já na forma de farinha, pois o intestino não consegue digerir o grão inteiro da linhaça. Além disso, ela deve ficar guardada em local fechado, protegido da luz, para que seus nutrientes sejam mantidos.

CAPITULO XXII
Os benefícios da beterraba para a saúde

A beterraba é uma raiz que tem um sabor ligeiramente doce e pode ser consumida cozida ou crua em saladas, ou em forma de suco. Essa raiz possui diversos benefícios para a saúde, pois é rica em antioxidantes e está associada com a prevenção de alterações e degenerações celulares, ajudando a prevenir o câncer e o surgimento de algumas doenças crônicas.

Esse vegetal é rico em vitamina C, carotenoides, compostos fenólicos e flavonoides. Além disso, contém um composto de pigmentação conhecido como betalaína, o que garante a cor escura característica, e é uma substância rica em antioxidantes e possui propriedades anti-inflamatórias.

Os principais benefícios que a beterraba poderia trazer para a saúde são:

- Diminui a pressão arterial, pois contém nitratos que ajudam relaxar os vasos sanguíneos e melhorar a circulação sanguínea;

- Melhora o rendimento do treino, já que ajuda a relaxar os vasos sanguíneos, permitindo que mais nutrientes cheguem aos músculos;

- Fortalece o sistema imune, pois contém vitamina C e A e zinco, composto que aumentam a produção das células de defesa do organismo;

- Previne e combate anemia, por conter ferro e vitaminas do complexo B e vitamina C;

- Mantém a saúde dos músculos, pois contém potássio e cálcio, que são importantes para a manutenção de fibras musculares saudáveis;

- Protege o sistema nervoso, por ser rica em vitamina B1 e B2;

- Previne o envelhecimento precoce, já que contém elevados níveis de vitamina C, A e betalaínas, que funcionam como potentes antioxidantes e ajudam a proteger as células do dano oxidativo causado pelos radicais livres;

- Controla o colesterol e protege o coração, porque contém antioxidantes e e fibras, principalmente celulose, que ajudam a reduzir da absorção de colesterol no intestino;

- Previne o câncer, porque contém não só vitamina C e A, mas também outros antioxidantes, como betalaína, que evitam os danos causados pelos radicais livres às células, além de possuir propriedades anti-inflamatórias. Além disso, também proporcionam um efeito antiproliferativo, prevenindo o câncer de mama, fígado, cólon e bexiga;

- Mantém a saúde dos olhos e previne cataratas, pois contém vitamina A que é importante na manutenção da saúde ocular;

- Previne problemas no fígado e nos pulmões, já que evitam o dano oxidativo das células hepáticas, podendo ter benefício em caso de hepatite, câncer de fígado e para evitar o acúmulo de gordura no fígado.

Além disso, a beterraba poderia também ajudar a manter a saúde do cérebro, já que melhora o fluxo de sangue no cérebro e diminui o risco de alteração cognitiva.

Informação nutricional

A tabela a seguir traz a composição nutricional em 100 g de beterraba crua e cozida.

Informação nutricional	Beterraba crua	Beterraba cozida
Energia	23 kcals	23 kcals
Carboidratos	3,5 g	3,4 g
Proteínas	1 g	1 g
Gorduras	0 g	0 g
Fibras	2,6 g	2,5 g
Vitamina A	3 mcg	20 mcg
Vitamina B1	0,04 mg	0,03 mg

Vitamina B2	0,02 mg
0,02 mg	
Vitamina B3	0,2 mg
0,2 mg	
Vitamina B6	0,04 mg
0,03 mg	
Folatos	110 mcg
67 mcg	
Vitamina C	15 mg
12 mg	
Ferro	0,8 mg
0,7 mg	
Potássio	340 mg
290 mg	
Magnésio	19 mg
16 mg	
Cálcio	17 mg
16 mg	
Zinco	0,4 mg
0,4 mg	

É importante mencionar que para obter todos os benefícios mencionados anteriormente, a beterraba deve ser incluída em uma dieta equilibrada e saudável.

Como consumir

A beterraba pode ser consumida em saladas cruas, cozidas ou em sucos, sendo ideal consumi-la na forma crua, pois o seu principal nutriente antioxidante, a betalaína, é perdido quando colocado em temperaturas elevadas.

Para obter os benefícios da beterraba, pode ser consumido cerca de 250 ml de suco de beterraba diariamente, sendo importante ter em conta que as pessoas com pedras de oxalato de cálcio nos rins devem evitar o seu consumo excessivo, assim como pessoas diabética, já que possui índice glicêmico moderado.

CAPITULO XXIII
Inulina: o que é, para que serve e alimentos que a contém

A inulina é um tipo de fibra solúvel não digerível, da classe dos frutanos, que está presente em alguns alimentos como cebola, alho, bardana, chicória ou trigo, por exemplo.

Esse tipo de polissacarídeo é considerado prebiótico, já que proporciona diversos benefícios para a saúde, como aumentar a absorção de minerais no intestino, principalmente de cálcio, magnésio e ferro, e regular o funcionamento do intestino, melhorando a prisão de ventre.

Além de estar presente nos alimentos, a inulina também pode ser encontrada como suplemento nutricional na forma de prebiótico sintético, o qual pode ser adquirido nas farmácias ou lojas de produtos naturais, sendo importante realizar sob a orientação de um profissional de saúde.

O consumo de inulina regularmente poderia garantir diversos benefícios para a saúde e, por isso, serve para:

- Prevenir a prisão de ventre, pois a inulina é uma fibra solúvel que não é digerida no intestino, favorecendo o aumento do volume e melhora da consistência das fezes, e o aumento com que se vai ao banheiro;
- Manter a flora bacteriana saudável, o que se deve ao fato de a fibra solúvel não ser digerida, servindo como alimento para as bactérias boas do intestino e ajudando a manter o equilíbrio da microbiota intestinal, sendo por isso considerada um prebiótico;
- Reduzir os níveis de triglicerídeos e de colesterol, já que a inulina influencia o metabolismo das gorduras, diminuindo a sua produção a nível sanguíneo. Além disso, por ser uma fibra solúvel, também atrasa a absorção intestinal das gorduras, prevenindo o desenvolvimento de doenças cardíacas;
- Prevenir o câncer de cólon, isso porque a inulina é capaz de diminuir e controlar o crescimento de bactérias patogênicas no intestino, diminuindo a quantidade de toxinas produzidas e o tempo que permanecem em contato com o intestino, garantindo que as lesões intestinais presentes no cólon não sejam transformadas em malignas;

- Prevenir e tratar a osteoporose, pois facilita a absorção de cálcio pela mucosa intestinal, aumentando a disponibilidade desse mineral que é utilizado para aumentar a densidade óssea. Além disso, os suplementos de inulina ajudam na recuperação de fraturas principalmente em pessoas que possuem problemas ósseos mais graves;

- Melhorar o sistema imunológico, já que favorece o desenvolvimento de microrganismos que ajudam a fortalecer a barreira imunitária e previne a ocorrência frequente de gripes e resfriados comuns;

- Regular os níveis de açúcar no sangue, pois atrasa a absorção dos açúcares a nível intestinal e, por isso, é uma excelente opção para pessoas com diabetes;

- Prevenir o surgimento de doenças gastrointestinais, como diverticulite, colite ulcerativa, síndrome do intestino irritável e doença de Crohn, pois regula o funcionamento intestinal, mantém o equilíbrio da flora bacteriana e exerce função anti-inflamatória;

- Favorecer a perda de peso, pois promove a sensação de saciedade e diminui o apetite. Alguns estudos sugerem que isso poderia ser devido à influência dessa fibra na flora bacteriana, que produz alguns compostos que favorecem o controle dos hormônios relacionados com a sensação de saciedade, como a grelina e GLP-1.

Além disso, quando a flora bacteriana se encontra saudável, produz compostos como ácidos graxos de cadeia curta, que alguns estudos indicam que poderia ter benefícios na prevenção do Alzheimer, demência, depressão, entre outras. Essa relação entre a microbiota intestinal e o cérebro está sendo muito estudado atualmente, já que tem cada vez mais evidências que indicam que existe uma relação próxima entre o intestino e o cérebro.

A inulina também é utilizada na indústria alimentar para adoçar e substituir parcialmente o açúcar, dar textura aos alimentos, melhorar o sabor e conferir propriedades prebióticas.

Lista de alimentos ricos em inulina

Alguns alimentos ricos em inulina, que possuem na sua composição frutanos ou frutoligossacarideos, incluem:

Alimentos	Quantidade de inulina por cada 100 g
Batata yacon	35,0 g
Stévia	18,0 - 23,0 g
Alho	14,0 - 23,0 g
Cevada	18,0 - 20,0 g
Chicória	11,0 - 20,0 g

Aspargos   15,0 g

Agave   12,0 a 15,0 g

Raiz de dente de leão 12,0 a 15,0 g

Cebolas   5,0 a 9,0 g

Centeio   4,6 - 6,6 g

Bardana   4,0 g

Farelo de trigo   1,0 - 4,0 g

Trigo   1,0 - 3,8 g

Banana   0.3 - 0.7 g

Porém, para garantir todos os benefícios das fibras e das bactérias saudáveis do intestino, além do consumo de inulina e de outras fibras com propriedades prebióticas, é importante ingerir probióticos como o iogurte, já que isso faz com que a flora bacteriana permaneça mais saudável. Conheça outros alimentos probióticos.

Como tomar o suplemento de inulina

O suplemento de inulina pode ser consumido em forma de pós ou de cápsulas, podendo ser também consumido juntamente com probióticos. Esses suplementos podem ser comprados em algumas farmácias, lojas de produtos naturais ou lojas online. Para consumir na forma de pó, é normalmente recomendado o uso de 1 colher de sopa rasa do suplemento 1 a 3 vezes por dia, podendo acrescentar em uma bebida, iogurtes ou refeição. É recomendado iniciar com a dose mínima, que é uma colher de chá, e ir aumento aos poucos para evitar qualquer mal-estar intestinal.

É importante consultar um profissional de saúde para saber qual a dose recomendada, uma vez que pode variar de acordo com o objetivo do uso do suplemento.

Possíveis efeitos secundários

O consumo de inulina é na maioria das vezes bem tolerado, no entanto pode favorecer o aumento de gases intestinais e distensão abdominal em pessoas sensíveis, principalmente quando se consome grandes quantidades, e em pessoas com síndrome do intestino irritável. Em raras ocasiões, pode também causar diarreia e dor abdominal.

Contraindicações

O consumo de inulina através da alimentação é seguro em mulheres grávidas, em fase de aleitamento e em crianças, no entanto quando se consome em formato de suplemento é importante consultar o médico antes de iniciar o seu uso.

CAPITULO XXIV
Principais sais minerais e suas funções no corpo

Os sais minerais, como ferro, cálcio, zinco, cobre, fósforo e magnésio, são nutrientes muito importantes para o organismo humano, pois contribuem para produção de hormônios, a formação de dentes e ossos e a regulação da pressão sanguínea. Normalmente uma alimentação balanceada oferece ao organismo quantidades suficiente destes minerais. As principais fontes de sais minerais são os alimentos como verduras, frutas e cereais integrais, sendo que a concentração varia de acordo com o solo em que foram cultivados. Além disso, carnes e laticínios também podem conter vários destes minerais, a depender de acordo com o teor desses minerais na alimentação do animal.

Cada mineral presente no organismo desempenha uma função específica, como mostrado a seguir:

1. Cálcio

O cálcio é o mineral mais abundante no corpo, sendo encontrado principalmente nos ossos e nos dentes. Além da formação do esqueleto, ele também participa de processos como a contração muscular, a liberação de hormônios e a coagulação do sangue.

Ele está presente principalmente no leite e derivados, como queijos e iogurtes, mas também pode ser encontrado em alimentos como espinafre, feijão e sardinha. Conheça todas as funções do cálcio.

2. Ferro

A principal função do ferro no organismo é participar do transporte de oxigênio no sangue e da respiração celular, sendo por isso que sua deficiência pode causar anemia.

Ele está presente em alimentos como carnes, fígado, gema de ovo, feijão e beterraba. Veja o que comer para curar anemia.

3. Magnésio

O magnésio participa de processos como contração e relaxamento muscular, produção de vitamina D, produção de hormônios e manutenção da pressão arterial. Ele está presente em alimentos como sementes, amendoim, leite e derivados e grãos integrais. Veja mais sobre o magnésio aqui.

4. Fósforo

O fósforo é encontrado principalmente nos ossos, juntamente com o cálcio, mas também participa de funções como fornecer anergia ao corpo através do ATP, fazer parte da membrana celular e do DNA. Ele pode ser encontrado em alimentos como sementes de girassol, frutas secas, sardinha, carnes e leite e derivados.

5. Potássio

O potássio desempenha diversas funções no organismo, como participar da transmissão de impulsos nervosos, da contração muscular, controlar a pressão arterial, produzir proteínas e glicogênio e gerar energia. Ele está presente em alimentos como iogurte, abacate, banana, amendoim, leite, mamão e batata. Veja o que acontece no organismo quando os níveis de potássio estão alterados.

6. Sódio

O sódio ajuda a controlar a pressão sanguínea, regular os níveis de líquidos no corpo e participa da transmissão de impulsos nervosos e da contração muscular. Sua principal fonte na alimentação é o sal, mas ele também está presente em alimentos como queijos, carnes processadas, vegetais enlatados e temperos prontos. Veja outros alimentos ricos em sódio.

7. Iodo

A principal função do iodo no organismo é participar da formação dos hormônios da tireoide, além de prevenir problemas como câncer, diabetes, infertilidade e aumento da pressão arterial. Ele está presente em alimentos como sal iodado, cavala, atum, ovo e salmão.

8. Zinco

O zinco estimula o crescimento e desenvolvimento das crianças, fortalece o sistema imunológico, mantém o bom funcionamento da tireoide, previne diabetes por melhorar a ação da insulina e tem ação antioxidante. As principais fontes de zinco são os alimentos de origem animal como ostra, camarão, e as carnes de vaca, frango, peixe e fígado. Veja mais sobre o zinco aqui.

9. Selênio

O selênio tem um grande poder antioxidante e previne doenças como câncer, Alzheimer e doenças cardiovasculares, melhora o funcionamento da tireoide e ajuda na perda de peso. Ele está presente em alimentos como castanha-do-pará, farinha de trigo, pão e gema de ovo.

10. Flúor

A principal função do flúor no organismo é evitar a perda de minerais pelos dentes e impedir o desgaste causado por bactérias que formam a cárie. Ele é acrescentado na água encanada e nos cremes dentais, e a aplicação tópica de flúor concentrado pelo dentista, tem um efeito mais potente para fortalecer os dentes.

Quando tomar suplemento com sais minerais

Os suplementos de minerais devem ser tomados quando a alimentação não está sendo suficiente para suprir as necessidades do organismo ou quando há doenças que exigem níveis maiores de minerais no corpo, como acontece na osteoporose, que exige suplementação de cálcio de vitamina D, por exemplo. A quantidade de suplementos varia de acordo com a fase da vida e o gênero, por isso a necessidade da toma de suplementos deve sempre ser indicada pelo médico ou nutricionista.

CAPITULO XXV
Lichia: os benefícios para a saúde e como consumir

A lichia, conhecida cientificamente como Litchi chinensis, é uma fruta exótica de sabor doce e com formato de coração, com origem na China, mas que também é cultivada no Brasil. Esta fruta é rica em compostos fenólicos, como as antocianinas e flavonoides, e em minerais como potássio, magnésio e fósforo e vitamina C que têm propriedades antioxidantes que auxiliam no combate à obesidade e diabetes, além de proteger contra doenças cardiovasculares.

Apesar de ter muitos benefícios para a saúde, a lichia também pode causar efeitos colaterais, principalmente quando consumida em excesso, e inclui hipoglicemia em que ocorre uma diminuição dos níveis de açúcar no sangue. Além disso, o chá feito com a casca da lichia pode causar diarréia ou dor abdominal.

A lichia pode ser comprada em supermercados ou mercearias e consumida na sua forma natural ou enlatada, ou em chás e sucos.

Os principais benefícios da lichia para a saúde são:

1. Protege contra doenças cardiovasculares

Por ser rica em flavonóides, proantocianidinas e antocianinas, que têm um potente efeito antioxidante, a lichia ajuda a controlar o colesterol ruim que é responsável por formar placas de gordura nas artérias, e por isso, ajuda a prevenir a aterosclerose e a reduzir o risco de doenças cardiovasculares como infarto do miocárdio ou derrame cerebral.

Além disso, a lichia ajuda a regular o metabolismo de lipídios e a aumentar os níveis do colesterol bom, contribuindo para a saúde cardiovascular.

O magnésio e o potássio da lichia também ajudam a relaxar os vasos sanguíneos e os compostos fenólicos podem inibir a atividade da enzima conversora de angiotensina, ajudando a controlar a pressão sanguínea.

2. Previne doenças do fígado

A lichia ajuda a prevenir doenças do fígado como fígado gordo ou hepatite, por exemplo, por conter na sua composição compostos fenólicos como a epicatequina e a procianidina, que têm ação antioxidante, o que reduz os danos nas células do fígado causados por radicais livres.

3. Combate a obesidade

A lichia tem cianidina na sua composição, que é o pigmento responsável pela cor avermelhada da casca, com ação antioxidante, o que ajuda a aumentar a queima de gorduras. Esta fruta não contém gorduras e é rica em fibras e água o que auxilia na perda de peso e no combate à obesidade. Apesar de ter carboidratos, a lichia tem poucas calorias e baixo índice glicêmico, cada unidade de lichia tem aproximadamente 6 calorias, podendo ser consumida em dietas de emagrecimento. Confira outras frutas exóticas que podem ajudar na perda de peso.

Além disso, alguns estudos mostram que a lichia inibe enzimas pancreáticas responsáveis pela digestão de gorduras da alimentação, o que reduz sua absorção e o acúmulo de gordura no corpo, podendo ser um importante aliado no combate à obesidade.

4. Ajuda a controlar a glicemia

Alguns estudos mostram que a lichia pode ser um importante aliado no tratamento da diabetes devido aos compostos fenólicos na sua composição, como o oligonol, que agem regulando o metabolismo da glicose e reduzindo a resistência à insulina, o que ajuda a controlar os níveis de açúcar no sangue.

Além disso, a lichia contém hipoglicina, uma substância que diminui a produção de glicose, ajudando no controle da glicemia.

5. Melhora a aparência da pele

A lichia tem vitamina C e compostos fenólicos que são antioxidantes e ajudam a combater os radicais livres que causam envelhecimento da pele. A vitamina C também age aumentando a produção de colágeno que é importante para combater a flacidez e as rugas da pele, melhorando a qualidade e o aspecto da pele.

6. Fortalece o sistema imunológico

A lichia é rica em nutrientes como as vitaminas C e folato que estimulam a produção de glóbulos brancos que são células de defesa essenciais para prevenir e combater infecções e, por isso, a lichia ajuda a fortalecer o sistema imune.

Além disso, a epicatequina e a proantocianidina também ajudam a regular o sistema imunológico, estimulando a produção de células de defesa.

7. Auxilia no combate ao câncer

Alguns estudos em laboratório usando células do câncer de mama, de fígado, do colo do útero, de próstata, de pele e do pulmão mostram que os compostos fenólicos da lichia, como os flavonóides, antocianinas e oligonol, podem ajudar a diminuir a proliferação e aumentar a morte de células desses tipos de câncer. Entretanto, ainda são necessários estudos em humanos que comprovem esse benefício.

Tabela de informação nutricional

A tabela a seguir traz a composição nutricional para 100 gramas de lichia.

Componentes lichia	*Quantidade por 100g de lichia*
Calorias	70 calorias
Água	81,5 g
Proteínas	0,9 g
Fibras	1,3 g
Gorduras	0,4 g
Carboidratos	14,8 g
Vitamina B6	0,1 mg
Vitamina B2	0,07 mg
Vitamina C	58,3 mg

Niacina	0,55 mg
Riboflavina	0,06 mg
Potássio	170 mg
Fósforo	31 mg
Magnésio	9,5 mg
Cálcio	5,5 mg
Ferro	0,4 mg
Zinco	0,2 mg

É importante ressaltar que para obter todos os benefícios citados acima, a lichia deve fazer parte de uma alimentação balanceada e saudável.

Como consumir

A lichia pode ser consumida na sua forma natural ou enlatada, em suco ou chá feito com a casca, ou como balas de lichia.

A porção diária recomendada é de cerca de 3 a 4 frutas frescas por dia, pois quantidades maiores do que as recomendadas podem diminuir muito o açúcar no sangue e causar sintomas de hipoglicemia como tontura, confusão, desmaio e até convulsões.

O ideal é consumir esta fruta após as refeições, devendo ser evitado o seu consumo logo pela manhã.

Fonte: Equipe Editorial Tua Saúde

CAPITULO XXVI
Macadâmia: o que é, benefícios e como consumir

A macadâmia ou noz de macadâmia é um fruto rico em nutrientes como fibras, proteínas, gorduras saudáveis, potássio, fósforo, cálcio e magnésio, e vitaminas do complexo B e vitamina A e E, por exemplo.

Além de ser um fruto saboroso, a noz de macadâmia apresenta vários benefícios para a saúde como combater radicais livres, melhorar o funcionamento do intestino, ajudar na perda de peso e proteger contra o diabetes e doenças do coração.

Embora a macadâmia tenha vários benefícios, é um fruto calórico, que em cada 100 gramas tem 752 calorias, e deve ser consumida com moderação. Por isso, é importante fazer uma dieta balanceada, com a orientação de um nutricionista, para obter os benefícios desejados.

Os principais benefícios da macadâmia são:

1. Ajuda a emagrecer

Apesar de ser uma noz calórica, a macadâmia é rica em gorduras boas monoinsaturadas como ácido palmitoleico, também conhecido como ômega 7, que ajuda a produzir enzimas responsáveis pela queima de gordura, aumentar o metabolismo e reduzir o armazenamento de gordura.

Além disso, a macadâmia é rica em fibras e proteínas que reduzem a fome e aumentam a sensação de saciedade, além de fitoesteróis, como o campestanol e avenasterol, que diminuem a absorção de gorduras pelo intestino, ajudando a reduzir o peso.

2. Protege contra doenças cardiovasculares

As gorduras monoinsaturadas da macadâmia agem aumentando a queima e a absorção de gorduras e, assim, auxiliam na redução do colesterol ruim e dos triglicérides que são responsáveis pelo desenvolvimento de doenças cardiovasculares como o infarto do miocárdio ou aterosclerose.

Além disso, a macadâmia possui flavonóides e tocotrienóis que têm efeito antioxidante ajudando a diminuir a produção de substâncias inflamatórias, como o leucotrieno B4, responsáveis por aumentar o risco de doenças cardíacas.

3. Ajuda a baixar o colesterol

O ácido palmitoleico presente na noz de macadâmia ajuda a diminuir o colesterol ruim e os triglicérides que são responsáveis pela formação de placas de gorduras nas artérias que ficam mais estreitas e menos flexíveis, causando a aterosclerose que pode levar ao infarto, insuficiência cardíaca e derrame cerebral.

Além disso, os tocotrienóis, uma forma de vitamina E, presentes na macadâmia agem como antioxidantes, reduzindo o dano celular causado pelo stress oxidativo e reduzindo os níveis de colesterol no sangue.

4. Previne o diabetes

Alguns estudos mostram que a noz de macadâmia protege contra o desenvolvimento da síndrome metabólica caracterizada por aumento do açúcar no sangue, que pode causar diabetes, podendo ser um importante aliado na prevenção dessa doença. Além disso, na síndrome metabólica ocorre também aumento do colesterol ruim e dos triglicérides.

5. Melhora o funcionamento do intestino

A macadâmia contém fibras solúveis que melhoram a digestão e regulam o funcionamento do intestino.
Além disso, as fibras solúveis agem como um pré-biótico, reduzindo a inflamação intestinal, protegendo contra o desenvolvimento da síndrome do intestino irritável, da colite ulcerativa e da doença de Crohn.

6. Previne o câncer

Alguns estudos mostram que os flavonóides e os tocotrienóis presentes na macadâmia possuem ação antioxidante e anti-inflamatória reduzindo os danos às células e, assim, ajudam a prevenir ou auxiliam no combate ao câncer. Entretanto, ainda são necessários estudos em humanos.

7. Retarda o envelhecimento

Os antioxidantes presentes na macadâmia, como a vitamina E, impedem a formação de radicais livres que danificam as células e, assim, retardam o envelhecimento da pele.

Além disso, a macadâmia também é rica em vitamina A responsável por reparar os danos na pele e manter a pele e as mucosas íntegras.

8. Melhora a função do cérebro

O efeito antioxidante dos tocotrienóis presentes na macadâmia reduzem o dano nas células cerebrais e podem prevenir o desenvolvimento das doenças de Alzheimer e Parkinson. Entretanto, ainda são necessários estudos em humanos.

9. Melhora a saúde dos ossos

A macadâmia é uma fonte de nutrientes como cálcio, fósforo e magnésio que ajudam na formação e manutenção de células dos ossos, por isso, pode ser um aliado na prevenção da osteoporose.

Como consumir

A noz da macadâmia pode ser consumida na alimentação em pães, saladas, farofas e vitaminas, por exemplo, ou como óleo de macadâmia, usado como tempero ou no preparo de alimentos salgados ou até mesmo como óleo de cozinha.

Além disso, a macadâmia pode se consumida em suplementos alimentares ou utilizada como ingrediente em produtos cosméticos para pele e cabelo.

Possíveis efeitos colaterais

A macadâmia é rica em fibras solúveis e gorduras e quando consumida em grandes quantidades pode causar diarréia e aumento da produção de gases intestinais.

Deve-se procurar ajuda médica imediatamente ou o pronto socorro mais próximo se apresentar sintomas de alergia à macadâmia, como erupções na pele, dificuldade para respirar, sensação de garganta fechada, inchaço na boca, língua ou rosto, ou urticária.

Quem deve evitar a macadâmia

A macadâmia não deve ser consumida por pessoas que tenham alergia aos seus componentes ou que possua alergia a amendoim, avelã, amêndoa, castanha do Pará, caju ou nozes.

Além disso, a macadâmia não deve ser dada a animais como cães e gatos, por exemplo, pois possuem o sistema digestivo diferente dos humanos e pode causar vômito e diarréia.

Fonte: Equipe Editorial Tua Saúde

CAPITULO XXVII
Cogumelo: tipos, benefícios e como escolher

Alimento é versátil e rico em proteínas, sendo bastante consumido em dietas vegetarianas e veganas

Cogumelo é o termo popular dado às frutificações de alguns dos filos Basidiomycota e Ascomycota. Por isso, é possível dizer que os cogumelos são uma espécie de fungo. No geral, eles possuem um corpo composto por uma base e diversas ramificações. Além disso, eles apresentam uma ampla variedade de formas, cores e tamanhos.

Como item na alimentação, os cogumelos são fontes de proteínas, fibras, minerais e vitaminas, que contribuem para a saúde e bom funcionamento do organismo. Outra vantagem é que eles também são uma ótima alternativa à proteína de origem animal, sendo bastante consumidos em dietas vegetarianas e veganas.

Tipos de cogumelo

Os tipos mais conhecidos de cogumelos comestíveis são:

Shitake
Shimeji
Funghi
Champignon ou Paris
Portobello.

Shitake: bastante popular na culinária brasileira nos dias atuais, ele tem cor marrom escura e é utilizado em preparações como sopas, molhos, recheios e acompanhamentos de massas.

Shimeji: seu sabor suave e agradável garante versatilidade nas preparações de diversas receitas. Ele é um dos cogumelos mais comuns e pode ser preparado de forma muito rápida.

Funghi: o cogumelo funghi, na realidade, é qualquer cogumelo, porém em forma desidratada. Muitas vezes, é possível encontrar o funghi seco do tipo Porcini, uma variedade bastante comum na Itália. Antes de incluí-lo em uma receita, é preciso lavar em água corrente e hidratar.

Champignon ou Paris: esse é um dos primeiros tipos de cogumelos a serem comercializados, e também o mais fácil de encontrar no mercado. Ele geralmente é vendido em conserva, mas também pode ser consumido fresco.

Portobello: sua tonalidade é marrom-escura e seu tamanho costuma ser maior do que os outros tipos de cogumelo. Seu sabor também é suave, mas sua textura costuma ser dura e até fibrosa.

Benefícios dos cogumelos

Cada tipo de cogumelo possui particularidades únicas e pode proporcionar diferentes benefícios à saúde.

Shitake: é rico em aminoácidos essenciais que ajudam no bom funcionamento do organismo. Ele também pode ajudar na melhora da imunidade, além de ser fonte de fibras e vitaminas do complexo B, E e C.

Shimeji: este tipo possui uma quantidade significativa de potássio. O shimeji também auxilia no controle da pressão arterial e no processo de contração muscular.

Funghi: em geral, é fonte de vitamina B12, atuando na melhora da dor de cabeça, insônia e desconforto gástrico.

Champignon ou Paris: esse cogumelo é rico em vitaminas do complexo B, ácido fólico, selênio, cobre, potássio, zinco, manganês, ferro e cálcio.

Portobello: apresenta alta quantidade de fósforo e, junto com o cálcio, atua no fortalecimento do sistema ósseo.

Além dos benefícios citados acima, todos os tipos de cogumelos possuem uma característica em comum:

ação antioxidante. Dessa forma, o consumo do alimento pode ajudar a proteger o organismo dos radicais livres que causam problemas à saúde, como o câncer.

Informação nutricional do cogumelo (porção de 100 gramas)

Característica/Tipo de cogumelo	Champignon/Paris	Shitake	Shimeji
Calorias	27kcal	61kcal	50kcal
Carboidrato	4,82g	14,4g	10,6g
Proteína	1,87g	1,56g	4,09g
Lipídios	0,40g	0,22g	0,56g
Fibras	1,60g	2,10g	6,77g
Cálcio	1,60mg	3,00mg	1,19mg
Ferro	0,10mg	0,44mg	1,54mg

Sódio	4,00mg	0,91mg
0,98mg		
Magnésio	14,0mg	21,1mg
7,92mg		
Fósforo	29,0mg	174mg
99,4mg		
Potássio	117mg	506mg
365mg		
Zinco	1,33mg	1,38mg
0,54mg		
Cobre	0,90mg	0,27mg
0,03mg		
Selênio	24,8mcg	0mcg
9,85mcg		

Fonte: Tabela Brasileira de Composição de Alimentos - TBCA.

Quantidade recomendada

A quantidade recomendada para ingestão de cogumelos varia entre 250 e 300 gramas por dia. Além disso, não há riscos conhecidos relacionados ao consumo excessivo de cogumelos comestíveis.

Contraindicações do cogumelo

Não há contraindicações para o consumo de cogumelos, salvo em casos de alergia. Porém, é preciso atentar-se à procedência, armazenamento e higienização do produto para evitar riscos de infecção alimentar.

Como identificar um cogumelo tóxico

Identificar um cogumelo não comestível não é uma tarefa fácil. Existem muitas espécies na natureza e nenhuma característica específica denuncia a presença de veneno ou substância alucinógena.

Portanto, algumas dicas bastante úteis para levar em consideração na hora de consumir o alimento são:

- Evite o consumo de cogumelos sem procedência;
- Não colha cogumelos em áreas desconhecidas ou possivelmente contaminadas;
- Sempre cozinhe os cogumelos antes do consumo;
- Evite o consumo de cogumelos avermelhados, pois a maior parte é venenosa.

Tipos de cogumelo não comestível

Os tipos mais conhecidos de cogumelos não comestíveis são:

Amanita muscaria: conhecido como "mata-moscas", pode causar vertigem, sono, náusea e até mesmo alucinações.

Amanita abrupta: extremamente tóxico para o fígado.

Galerina marginata: cresce próximo à madeira podre e apresenta substâncias tóxicas em sua composição, que podem facilmente danificar o fígado.

Gyromitra esculenta: também chamado de "cogumelo cérebro", essa espécie apresenta giromitrina e pode causar dano ao fígado, sistema nervoso e rins.

Amanita phalloides: esse é um dos cogumelos mais venenosos, também chamado de "cicuta verde". Ele possui altíssimo grau de toxicidade, podendo ser responsável por falência hepática e até morte.

Como escolher e armazenar cogumelos

Na hora de comprar cogumelos frescos, fique atento aos sinais que podem demonstrar que o alimento não está apto ao consumo:

- Prefira os mais macios e firmes;

- Não compre cogumelos pegajosos ou murchos;

- Todos os tipos de cogumelos devem ser armazenados em geladeira por até 10 dias;

- Os cogumelos são como esponjas. Por isso, limpe-os com um pano úmido, nunca em água corrente;

- No caso dos cogumelos secos, coloque-os de molho em água morna até ficarem macios antes do cozimento e consumo.

Os cogumelos são alimentos extremamente versáteis, podendo ser consumidos refogados, assados, no vapor ou grelhados sem perder seus nutrientes.

Eles também são boas alternativas à proteína de origem animal. Dessa forma, podem ser utilizados como ingrediente de preparações frias ou quentes, servindo como acompanhamento ou até prato principal.

Fontes consultadas:
Janaína Macedo da Costa e Silva (CRN1-3378), nutricionista
Ana Carolina Ferreira Netto (CRN4-20100474/P), nutricionista
do Espaço Acolher Nutrição.

CAPITULO XXVIII

Benefícios do Whey Protein: tem efeito detox e é antioxidante

O suplemento ajuda a prevenir doenças, é antioxidante e possui efeito detox

Diversas pesquisas científicas revelam que as funcionalidades do Whey Protein também servem para proteger o corpo contra determinadas doenças, como o diabetes, e, inclusive, ser uma espécie de detox. Isso porque ele é o precursor da glutationa, um dos antioxidantes mais poderosos que existem.

Para que serve o Whey Protein

- É antioxidante;
- Fortalece a imunidade;
- Controla a pressão arterial;
- Auxilia nas dietas;
- Controla o diabetes;
- Ajuda no tratamento do câncer;
- Evita cólica e dermatite atópica;
- Estimula o anabolismo (importante depois de cirurgias);
- Combate a sarcopenia;
- Reduz o risco de doenças cardíacas;
- Reduz risco de acidentes vasculares cerebrais (AVC);
- Funciona como detox;
- Fortalece a imunidade e controla a pressão arterial.

As duas principais proteínas presentes no whey melhoram a imunidade porque aumentam a função das células de defesa e bloqueiam a conversão da enzima de angiotensina, ajudando no controle da pressão arterial.

- Auxilia em dietas:
A substância estimula a produção de colecistoquinina (CCK) e GLP-1, hormônios relacionados à digestão e

saciedade. Ainda inibe a liberação da grelina, conhecida como o hormônio da fome.

- Controla a diabetes:

Estudos recentes indicam que o whey pode reduzir o aumento dos níveis de açúcar no sangue após as refeições, aumentando a sensibilidade da insulina.

- Ajuda no tratamento do câncer:

Segundo um estudo publicado pelo Journal of Food Science and Engineering, a substância ajuda a prevenir e tratar o câncer intestinais, justamente pelas suas características desintoxicantes e imunoestimulantes.

- Previne cólicas e dermatite atópica:

Na sua forma hidrolisada, por ser mais facilmente digerido, o whey pode evitar as cólicas e a incidência de dermatite atópica.

- Auxilia no pós-operatório:

Por ser uma proteína rica em aminoácidos que estimulam o anabolismo, é indicado para a recuperação e cicatrização depois de cirurgias até de queimaduras.

- Combate a sarcopenia:

De acordo com o jornal científico Geriatrics & Gerontology International, a perda progressiva de força muscular e massa magra a partir dos 30 anos (sarcopenia) pode ser revertida e até evitada com a suplementação de whey protein.

- Reduz risco de doenças cardíacas e AVC:
Cientistas da Reading University apontaram ainda a redução do risco de doenças cardíacas e acidentes vasculares cerebrais (AVC) com a ingestão dos suplementos como o whey.

Como tomar whey protein

Segundo o nutricionista Israel Adolfo Miranda Busto, para quem pratica atividade física, ele deve ser ingerido depois dos treinos e não é muito indicado para aqueles dias sem atividades físicas.

Além disso, vale ressaltar que ele "não substitui refeição e pode ser ingerido com água, sucos, vitaminas e, inclusive, fontes de carboidratos", aconselha o especialista.

Esses nutrientes a mais pode, inclusive, ajudar na produção interna de antioxidantes e intensificar seu potencial, como complementa a médica Elisa Urban, da equipe de Desenvolvimento de Produtos da Essential Nutrition.

Ele até pode entrar no lugar de alguns lanches, se for consumido junto com linhaça e chia. Mas sempre lembrando que fibras atrapalham que está em busca de hipertrofia muscular.

Como escolher

De acordo com Elisa, o whey protein que contenha corante, aroma, adoçante, conservante artificial e excesso de açúcar ou carboidrato não é indicado. Por isso, "fique atento à tabela nutricional e aos ingredientes que compõem o produto", alerta.

Outra informação importante é que se for whey protein concentrado, pode possuir caseína, gordura e lactose. Então, pessoas com alergia ou restrição alimentar devem evitá-lo. Já se for isolado é diferente e até possui baixos níveis de carboidrato e gordura.

Quem é adepto da dieta vegana também consegue encontrar a suplementação sem componentes de origem animal no mercado.

CAPITULO XXIX

Glutamina: para que serve, benefícios e como tomar

Descubra os benefícios do suplemento glutamina para quem faz exercícios, como aumento da imunidade e melhora do intestino

A glutamina é o aminoácido livre (molécula que forma proteína) mais abundante no plasma e no tecido muscular. É classificada como um aminoácido não essencial, uma vez que pode ser sintetizada pelo organismo a partir de outros aminoácidos.

No nosso organismo, a glutamina também serve para o transporte de amônia e nitrogênio pela corrente sanguínea, e é por esse motivo que é necessário manter sempre constante a quantidade de glutamina no sangue. Uma maneira é através de suplementos alimentares que contenham glutamina, como o Whey Protein.

Para que serve?

A glutamina tem várias funções muito importantes no organismo, entre elas:

- É a principal transportadora da amônia produzida em nosso organismo. Ela é formada na reação entre o aminoácido glutamato e a amônia produzida nas reações químicas;

- Está relacionada com as reações de produção de energia, ela atua como combustível para o sistema imune;

- Também atua na melhora da função intestinal, trabalhando como combustível para os enterócitos (células do intestino). Por ser uma das fontes de energia preferidas pelas células intestinais, 80% da glutamina consumida por via oral não chega à corrente sanguínea;

- É um importante transportador de nitrogênio entre tecidos do nosso corpo;

- Atua na síntese de glicogênio;

- É indispensável para a síntese de glutationa, potente antioxidante;
- Age no equilíbrio ácido/básico.

Benefícios da glutamina

Imunidade

A suplementação da glutamina é importante principalmente para o sistema imunológico, pois ela é utilizada em altas taxas pelas células imunes que não possuem enzima necessária para produzir a glutamina. Consequentemente, o sistema imunológico é dependente da glutamina sintetizada e liberada pelo músculo esquelético (massa muscular/músculo), para assim, satisfazer suas necessidades.

Intestino

A suplementação com glutamina auxilia na boa saúde intestinal, com uma ação reparadora na mucosa, pois este aminoácido serve como principal fonte energética para as células da mucosa e certas células imunes, timócitos, linfócitos e macrófagos. Sem fontes energéticas suficientes, pode ocorrer prejuízo na função imunológica e atrofia das células intestinais. Nestes casos, a glutamina representa importante papel para o restabelecimento do equilíbrio intestinal.

Exercícios

Quando a pessoa pratica exercícios físicos de alta intensidade ocorre um desgaste do organismo, provocadas pelo catabolismo, ou queimação muscular, que é quando há uma quebra de nutrientes e outras substâncias para obter energia. Se não houver uma reposição destes nutrientes, o tecido muscular é afetado e não se recupera. A glutamina é grande responsável por transportar nitrogênio disponível no organismo para as células do tecido muscular.

A glutamina contribui na construção de proteínas, assim, ajuda a melhorar o desempenho e performance do atleta e auxilia no ganho de massa muscular. Além disso, também contribui a recuperação muscular e melhora a resistência dos músculos.

Para quem é indicada?

A suplementação com a glutamina costuma ser orientada em pessoas que passam por situações que causam um estresse intenso ou depleção do sistema imunossupressor. Nesses casos, pode ocorrer um déficit de glutamina no organismo e a suplementação é recomendada.

Esses problemas acontecem com a prática de exercício acentuada levando ao overtraining, em casos de algumas doenças infecciosas ou inflamatórias ou traumas que desencadeiam uma depleção no sistema imune.

É importante ressaltar que a suplementação de glutamina só pode ser indicada por um nutricionista ou médico. Pessoas saudáveis e que não praticam exercícios muito intensos não necessitam da suplementação de glutamina, pois o organismo já produz quantidades suficientes desta substância.

Existe suporte científico para dizer que a suplementação de glutamina pode ser efetiva para:

Quem pratica exercícios:

é interessante para quem pratica exercícios de média a alta intensidade feitos em longa duração, pois há uma diminuição deste aminoácido circulante. Esta redução pode causar deficiências no sistema imune.

Pacientes com câncer:

geralmente os pacientes com câncer ficam debilitados, seja pela própria doença ou pelas reações à quimioterapia e seus efeitos colaterais que estão relacionados a sintomas como apetite reduzido, náuseas, vômitos e diarreia e causam uma depressão imunossupressora e alto estresse oxidativo.

Diante deste quadro, ocorre a redução dos níveis da glutamina plasmática, sendo então necessário realizar uma reposição deste aminoácido. Além disso, alguns estudos indicam uma relação entre a glutamina e outros aspectos importantes para pacientes com câncer, como:

- Manutenção da integridade da mucosa intestinal, reduzindo então os danos ocorridos pela alteração da absorção e da permeabilidade da barreira intestinal, ocasionadas pela quimioterapia, o que leva ao quadro de diarréia;
- Melhora da resposta imunológica do paciente, devido ao uso que este sistema faz da glutamina;
- Benefício do corpo com relação ao tumor, já que a glutamina é uma fonte energética que não pode ser usada pelas células cancerígenas, o que beneficia o organismo;
- Possível inibição da proliferação das células cancerosas.

Portadores do HIV:
Pacientes portadores do vírus HIV sofrem uma depleção grave no sistema imunossupressor, deixando o indivíduo desprotegido e suscetível a infecções e a contrair outros vírus. Nesse caso, a suplementação de glutamina deve ser essencial para amenizar essa depressão imune causada pelo vírus.
Problemas intestinais:

A glutamina ajuda na saúde do intestino de forma a equilibrar e fortalecer as células intestinais e imunes presentes no órgão.

Suplemento para quem pratica exercícios

A intensidade do exercício pode diminuir as taxas de glutamina liberadas pelo músculo e ou aumentar a taxa de captação da mesma por outros órgãos e tecidos (fígado e rins). Assim, diminui a disponibilidade de glutamina para o sistema imunológico. Já as células imunes, por sua vez, necessitam da glutamina para seu funcionamento integral.

Hoje os estudiosos já sabem que o efeito do exercício sobre a disponibilidade da glutamina está fortemente relacionado com o tempo de duração e a intensidade do mesmo.

Em exercícios de alta intensidade e curta duração, estudos têm demonstrado aumento ou nenhuma alteração na glutamina circulante, portanto não há necessidade de suplementação de glutamina.

No entanto, em exercícios de média e alta intensidade feitas por um tempo maior, há pesquisas mostrando a diminuição substancial da glutamina circulante durante o exercício. Inclusive, ela continua caindo por algum tempo após o término da atividade física.

A concentração de glutamina no plasma ser reduzida em até 23% após os exercícios. Esta redução de glutamina pode levar a uma insuficiência do sistema imune, o que ocasiona o aparecimento mais frequente de infecções do trato respiratório superior (nariz, faringe e laringe).

A suplementação de glutamina neste tipo de exercício, em 81% dos casos, foi efetiva na redução do aparecimento de infecções do trato respiratório superior. Apesar dos resultados apresentados, a conclusão é que não há evidências suficientes para que a suplementação seja recomendada como 100% efetiva.

Glutamina x Hipertrofia

O exercício de hipertrofia, principalmente na fase excêntrica, onde são provocadas as tão buscadas micro rupturas, não provoca alterações na concentração de glutamina. Consequentemente, não há por que suplementar glutamina.

Como tomar?

A glutamina em pó costuma ser a mais orientada pelos nutricionistas e médicos especializados. O consumo diário de glutamina de uma pessoa com 70kg que segue as recomendações de 0,8g/kg de peso é o equivalente a 3g diariamente, o que é o suficiente para a reposição das perdas diárias.

A recomendação para ingerir glutamina é apenas para pessoas que praticam exercício de média e alta intensidade e longa duração. O esquema suplementar varia conforme características pessoais dos indivíduos e também das características de seu treino. Quanto a portadores de câncer e HIV, o esquema suplementar também depende dos mesmos fatores dos esportistas.

É importante destacar que o consumo de glutamina deve ser orientado somente pelo nutricionista ou médico especializado, educadores físicos não podem fazer essa recomendação.

Quando tomar? Antes ou depois do treino?

A glutamina pode ser ingerida tanto como pré-treino quanto pós-treino, ao depender da intenção e da quantidade. A nutrólogo Bruno Mesquita indica tomar 30 minutos antes do treino, de forma a diminuir a fadiga e aumentar a performance, sendo possível mais repetições dos exercícios.

Quando consumida pós-treino, ela atuará na reposição. Aconteceu um desgaste físico do músculo decorrente da atividade física e os estoques de aminoácidos estarão mais escassos.

Quantidade recomendada

É o seu nutricionista ou médico que irá determinar a quantidade de glutamina que pode ser ingerida. Contudo, doses de 20 a 30 gramas por dia, normalmente não provocam efeitos adversos. Doses acima de 40 gramas diárias já podem fazer mal à saúde.

Tipos de Glutamina

Assim como outros aminoácidos, existem dois tipos: L Glutamina e D Glutamina. Isso significa que variam no arranjo molecular, porém, são muito parecidas, o que muda é sua forma bioquímica. A mais conhecida é o tipo L glutamina que pode ser encontrada em alimentos e suplementos.

Alimentos naturais que possuem glutamina

Segundo o nutrólogo Bruno Mesquita, não existem alimentos que possuem glutamina livre, mas há como consumir os aminoácidos que a sintetizam. A suplementação de glutamina pode ser feita através de uma dieta com os seguintes alimentos:

- Carne;
- Leite;
- Arroz branco;
- Soja;
- Queijo;

- Ovo;
- Quinoa;
- Couve;
- Salsa;
- Espinafre.

Estes alimentos possuem ácido glutâmico (valina e isoleucina) que o nosso organismo é capaz de transformar em glutamina.

Cuidados ao consumir

Antes de ingerir o suplemento de glutamina, vale verificar sua composição discriminada no rótulo e se o laboratório em que foi produzido cumpre as legislações higiênicas e sanitárias estipuladas pela Agência Nacional de Vigilância Sanitária (Anvisa) e se possui registro neste órgão.

É importante manter uma alimentação saudável. Nenhum nutriente consegue suprir todas as necessidades nutricionais do nosso organismo isoladamente. Assim, para que o metabolismo funcione de forma efetiva e o organismo se mantenha de forma saudável, uma alimentação equilibrada, em quantidade suficiente, rica em vitaminas, minerais, fibras, carboidratos em sua maioria complexos e sem excessos na proteína, é indispensável.

Efeitos colaterais

O uso da glutamina pode provocar efeitos quando a dosagem diária ultrapassa 40 gramas por um período prolongado. O indicado é consumir uma dosagem menor. Caso aconteça de a pessoa consumir por vários dias mais de 40 gramas, pode ocorrer alteração de outros aminoácidos no corpo. Outros efeitos colaterais são:

- Sobrecarga dos rins;
- Prisão de ventre;
- Gases;
- Altera absorção de aminoácidos pelo intestino;
- Redução da síntese natural da glutamina pelo organismo.

Contraindicação

A suplementação de glutamina é contraindicada para pacientes com problemas nos rins e fígado, pois pode agravar tais condições.

Pessoas que são saudáveis, mantêm uma dieta balanceada, fazem exercícios físicos regularmente de pouca intensidade, não precisam fazer a suplementação, pois o organismo produz glutamina naturalmente.

Combinações

Glutamina + Dextrose: Combinar esses dois suplementos potencializa a absorção de glutamina.

Glutamina + carboidratos simples: alimentos como frutas e mel, isto porque esses alimentos potencializam a absorção da glutamina.

Fontes consultadas:

Nutricionista Inari Ciccone, especializada em nutrição esportiva e consultora da Associação Brasileira de Indústria de Alimentos Dietéticos.

Nutrólogo Euclésio Bragança, fundador da Integralmédica.

Nutrólogo Bruno Mesquita, DUO +

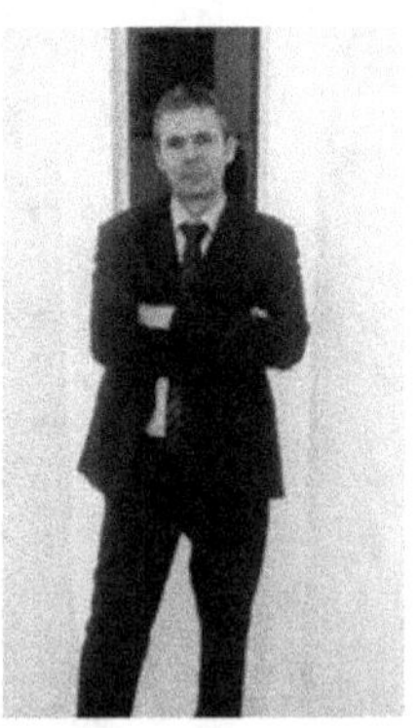

SOBRE O AUTOR

Rômulo Borges Rodrigues é Escritor, Terapeuta Holístico, Mestre de Reiki, Consultor e Numerólogo.

Trabalha com Reflexologia, Reiki, Massagem, Florais, Aconselhamento Terapêutico, Técnicas de Relaxamento, Hipnose, Regressão, Terapia de Vidas Passadas, Numerologia e ministra cursos online.

Estuda e pesquisa sobre a espiritualidade há mais vinte anos.

Foi membro da Associação Internacional Amigos da Natureza (AIANATU - SP), na qual fez parte do trabalho de cura espiritual.

Também foi membro da Ordem dos Filhos da Luz (Piracicaba - SP). Foi integrante da Ordem dos Templários, onde foi dirigente do hospital de cura espiritual de uma das suas sedes.

Atualmente, é coordenador do Projeto Social Nova Era na cidade de São Paulo, no qual dá palestras e ministra tratamento alternativo gratuito para o público utilizando várias técnicas terapêuticas.

Escreve artigos quinzenais para sites e revistas sobre vários temas e é autor das seguintes obras:

- *SOCIEDADE HIPÓCRITA E CORRUPTA - Decadência dos valores éticos e morais*

- *PLANETA TERRA EM FASE DE TRANSIÇÃO - Acontecimentos que estão causando alterações no planeta e no comportamento humano*

- *Guia Prático dos Anjos (tabela completa de todos os anjos)*

- *Numerologia – A Ciência Milenar dos Números*

- *REIKI – ENERGIA VITAL UNIVERSAL (Harmonia, Equilíbrio e Cura)*

- *OS FLORAIS DE BACH – Equilíbrio e Harmonia Através das Essências*

- *O PODER DA MENTE – A Chave Para o Desenvolvimento das Potencialidades do Ser Humano*

- *Os Ensinamentos de Siddartha Gautama, o Buda*

- *A HISTÓRIA DO BUDISMO – Conceitos, princípios, ensinamentos*

- *Cuide de Você e Tenha Mais Qualidade de Vida (Vols. I, II, III, IV, V e VI)*

- *A Regência Cósmica*

- *Alimentação Saudável = Saúde Perfeita (Vols. I, III, IV, V, VI, VII e VIII)*

- *REFLEXOLOGIA (Massagem Podal) – Equilíbrio e bem-estar através da planta dos pés*

- *HIPNOSE, REGRESSÃO, TERAPIA DE VIDAS PASSADAS – Metodologia, efeitos, benefícios*

- *A PODEROSA INFLUÊNCIA DOS NÚMEROS SOBRE AS NOSSAS VIDAS – O que a Numerologia revela sobre o passado, o presente e o futuro*

- *"DESCUBRA SEU POTENCIAL, DONS E TALENTOS INATOS ATRAVÉS DA NUMEROLOGIA"*

- *QUALIDADE DE VIDA – Definição e conceitos*

- *OS MECANISMOS DA MENTE – A sua natureza comportamental*

- *TRATADO SOBRE AS RELIGIÕES E FILOSOFIAS DE VIDA*

– Síntese dos sistemas religiosos e correntes filosóficas

- *GUIA COMPLETO DAS TERAPIAS ALTERNATIVAS*

- *ESTUDO SOBRE AS TERAPIAS COMPLEMENTARES – Técnicas terapêuticas integrativas que proporcionam equilíbrio e harmonia*

- *PRÉ-EXISTÊNCIA E PÓS-EXISTÊNCIA DA ALMA – Vidas passadas, vidas futuras*

- *PRINCÍPIOS, FILOSOFIA E METODOLOGIA DA MEDICINA HOLÍSTICA - Os recursos e métodos terapêuticos utilizados nos tratamentos e terapias*

- *CURSO DE REIKI*

- *CURSO DE FLORAIS*

- *CURSO DE REFLEXOLOGIA (Massagem Podal)*

- *CURSO DE NUMEROLOGIA – Método simples e prático*

- *CURSO DE HIPNOSE, REGRESSÃO, TVP, TMS – Metodologia simplificada*

- *CURSO DE FENG SHUI - Técnica chinesa milenar de harmonização e equilíbrio de ambientes*

- *CURSO DE RADIESTESIA*

- *CURSO DE CROMOTERAPIA*

CONTATOS COM O AUTOR

E-MAIL: romulobr@outlook.com
FACEBOOK:
http://facebook.com/romuloborgesrodrigues
INSTAGRAM: romulobr19
SKYPE: samadhi514
TWITTER: @_arahat
INSTAGRAM: romulobr19
BLOG: equilibrioeconsciencia.wordpress.com

www.ingramcontent.com/pod-product-compliance
Lightning Source LLC
Chambersburg PA
CBHW070757240726

48654CB00007B/103